产检，
听医生怎么说

栾艳秋◎著

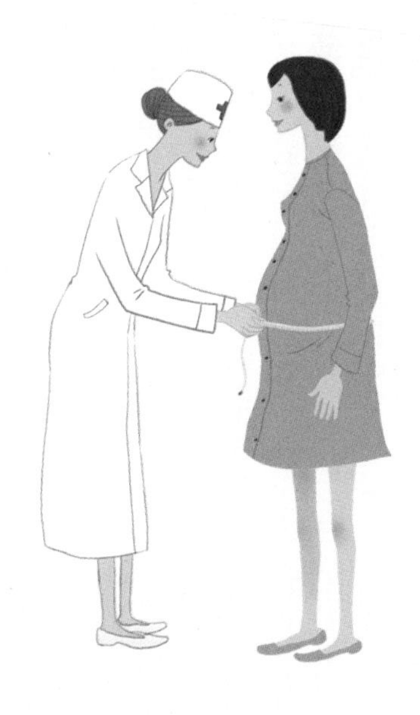

浙江出版联合集团
浙江科学技术出版社

图书在版编目（CIP）数据

产检，听医生怎么说 / 栾艳秋著. —杭州：浙江科学技术出版社，2017.6

（准妈妈的怀孕指南）

ISBN 978-7-5341-7528-2

Ⅰ. ①产… Ⅱ. ①栾… Ⅲ. ①妊娠期－妇幼保健－基本知识 Ⅳ. ①R715.3

中国版本图书馆CIP数据核字（2017）第058005号

产检，听医生怎么说

栾艳秋 著

责任编辑：王巧玲 仝 林
责任校对：马 融
责任美编：金 晖
责任印务：田 文
特约编辑：鹿 瑶
美术编辑：吴金周

出版发行：浙江科学技术出版社
地址：杭州市体育场路347号
邮政编码：310006
联系电话：0571-85170300转61704
图书策划：日知图书（www.rzbook.com）
印　　刷：北京艺堂印刷有限公司
经　　销：全国各地新华书店
开　　本：720×1000 1/16
字　　数：180千字
印　　张：12
版　　次：2017年6月第1版
印　　次：2017年6月第1次印刷
书　　号：ISBN 978-7-5341-7528-2
定　　价：39.90元

前言

十月怀胎，一朝分娩。在这期间，准妈妈最关心的问题就是如何生下一个健康的宝宝，除了注意日常饮食营养、生活习惯外，每一次产检也不容忽视。因为通过定期产检，准妈妈可以了解到胎宝宝的生长发育情况及母体的健康状况，及时发现各种并发症。

产检时，准妈妈们常会有各种疑惑：孕期每月都该做哪些检查？哪些产检能帮助准妈妈更好地避免不良后果？大大小小的各项数据说明了什么……为了让准妈妈更好地了解产检的大事小情，我们编写了这本书。

本书由权威医师专业解答，以孕月为阅读单位，介绍了准妈妈在孕前、孕期和分娩过程中所遇到的各种问题，具有很强的操作性和指导性。书中列举了备孕准妈妈及准妈妈每月必做的常规检查，包括孕前的妇科生殖系统、染色体等检查，孕期的血常规、尿常规和肝肾功能等检查；准妈妈每月的产检重点，包括B超检查排除不良妊娠及胎宝宝畸形、产道检查、胎位检查等；怎样看懂每月的产检报告单，包括死胎、新生儿溶血症、胎位不正、阴道炎、盆腔炎、孕中期缺铁性贫血等产检报告单；每月准妈妈和胎宝宝各自的身体状态，包括准妈妈腹部变化、胎宝宝全身器官及胎动变化等；每月准妈妈可能想知道的事情，包括孕早期用药、孕中期加强营养、孕晚期出血等。

怀孕是一个自然而美好的生理过程，准妈妈应正确、科学地对待。对于妊娠期出现的特殊情况，只要应对得当，多数都能缓解或消除。希望在本书的陪伴下，准妈妈们能够安心而舒服地度过“怀胎十月”，迎来一个健康聪明的宝宝。

栾艳秋

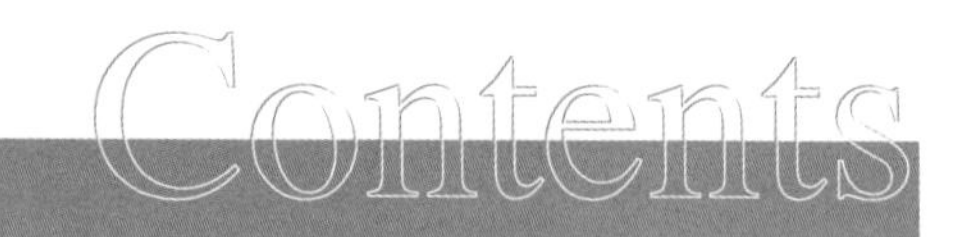

目录 ›››

PART 01

准备要宝宝，孕前检查可不能偷懒

PART 02

各种感觉来袭，你真的要做妈妈了

PART 03

孕3月，找家合适的医院建档吧

PART 04

孕4月，明明白白搞懂“唐筛”这件事儿

PART 01

准备要宝宝，孕前检查可不能偷懒

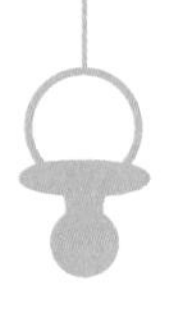

备孕准妈妈的常规检查

询问病史

对于备孕准妈妈，医生会按常规对其整个身体情况进行详细的询问。了解备孕准妈妈的结婚年龄、现年龄、健康状况、性生活情况、避孕方法及年限、孕产史、过去生殖器官及其他器官的病史、有无结核病特别是腹腔结核、有无内分泌疾病等。

了解月经史

了解备孕准妈妈的初潮年龄、月经周期、月经量、经血颜色、有无痛经、过去流产及分娩情况。

体格检查

体格检查应注意备孕准妈妈的发育状况和营养情况，尤其是第二性征发育情况。必要时进行甲状腺、肾上腺功能检查。

测量体温、身高、体重、血压和心率

对备孕准妈妈进行常规的体温、身高、体重、血压和心率测量，可发现一些基础性疾病，进行相应治疗；同时也可对孕后准妈妈的身体变化和胎宝宝生长发育进行对比，以确保胎宝宝的健康。

血常规

最佳检测时间：孕前2～3个月。

通过静脉抽血，主要检测备孕准妈妈血液中铁、锌等微量元素的含量，血小板数值等，目的是及早发现是否有贫血、感染，以及人体凝血功能等血液系统疾病。如果备孕准妈妈贫血，不仅有可能使胎宝宝缺氧缺血，导致胎宝宝生长受限，给胎宝宝带来一系列影响，例如易感染、抵抗力下降、生长发育落后等，而且易发生早产、死胎和低出生体重儿，还会出现产后出血、产褥感染等并发症。备孕准妈妈生产时或多或少会出血，所以检查凝血功能是否正常十分重要。

尿常规

最佳检测时间：孕前2～3个月。

通过查尿，主要对备孕准妈妈的泌尿系统的状况进行检查，有助于了解孕前肾脏状态和全身营养情况，确认有无泌尿系统感染、肾脏疾病和糖尿病。10个月的孕期对于准妈妈的肾脏是一个巨大的考验，身体的代谢增加，会使肾脏的负担加重。如果肾脏存在疾病，易发生胎死宫内，或流产的风险增加；并且在孕期或者分娩后可能会发生尿毒症等疾病，后果会非常严重。

肝肾功能

最佳检测时间：孕前3个月。

通过静脉抽血，对备孕准妈妈的肝肾功能进行检查，内容主要包括：总蛋白和白蛋白、胆红素、氨基转移酶、肾功能、血脂等，主要是了解孕前的身体状态和营养状态，有无肝肾疾病和损伤。如果备孕准妈妈是病毒性肝炎患者，怀孕后会造成胎宝宝早产，甚至新生儿死亡等后果；肝炎病毒还可直接传播给胎宝宝。

胸部透视

最佳检测时间：孕前6个月。

通过透视，检查备孕准妈妈是否患有结核病等肺部疾病。患有结核的备孕准妈妈怀孕后，用药受到限制、治疗受到影响；而且活动性肺结核常会因为产后的劳累而加重病情，并可能传染给胎宝宝。

妇科生殖系统检查

最佳检测时间：孕前3个月。

妇科检查首先是指妇科常规检查，医生通过目测和触摸，检查外阴有无肿物、炎症、性病等皮肤改变，检查子宫的大小、形态和位置是否正常，卵巢的大小和形态是否正常，盆腔有无触痛和压痛等。检查有无阴道畸形、阴道炎症。

其次是阴道分泌物涂片检查。对白带进行显微镜检查，确定有无阴道滴虫感染和真菌感染，判定阴道清洁度。

然后是宫颈检查。该检查可确定有无宫颈炎症、宫颈糜烂和赘生物等。为了预防宫颈癌的发生，应进行宫颈刮片检查，也就是防癌涂片检查，通过这种方法几乎90%都能查出。如果宫颈刮片不正常，还应在医生指导下做进一步检查。

对备孕准妈妈的普通阴道分泌物进行检查，可以通过白带常规筛查滴虫、真菌、支原体、衣原体感染，以及淋病、梅毒、艾滋病等性传播疾病。如备孕准妈妈患有性传播疾病，最好先彻底治疗，然后再怀孕，否则会有流产、早产等危险。

内分泌全套检查

最佳检测时间：孕前3个月。

内分泌全套检查主要包括血清生长激素、血清催乳激素、血清促甲状腺激素、血清促肾上腺皮质激素、血清促性腺激素、促卵泡激素、促黄体生成激素、血清抗利尿激素、甲状腺和甲状旁腺、肾上腺、性腺、血雌二醇、血黄体酮、血浆胰岛素等。

通过检查可以对备孕准妈妈月经不调等卵巢疾病进行诊断。例如，患卵巢肿瘤的女性，即使肿瘤为良性，怀孕后也常常会由于子宫增大影响对肿瘤的观察，甚至导致流产、早产等。

染色体检查

最佳检测时间：孕前3个月。

通过静脉血检查遗传性疾病。如果染色体异常，会导致畸形儿或流产的发生。通过检查可及早发现克氏综合征、唐氏综合征等遗传疾病、不育症。有遗传病家族史的育龄夫妇，以及反复流产的备孕准妈妈必须做此项目。

超声（B超）检查

最佳检测时间：孕前3个月。

B超检查可以帮助了解备孕准妈妈子宫及卵巢发育的情况，如宫颈管长度、输卵管有无异常，以确定有无子宫疾病，如子宫肌瘤、子宫腺肌病、子宫内膜异位症、卵巢肿瘤等。如果出现类似状况，备孕准妈妈应该在孕前先彻底治疗。

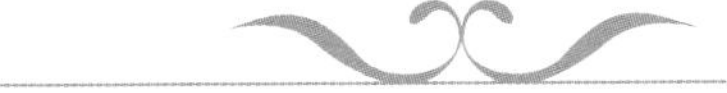

专家教你看懂产检报告单

贫血

血常规检查结果异常提示可能为贫血

血常规是备孕准妈妈最常规的一项检查。血常规检查的内容包括所有血液基本成分的检查，如：红细胞计数、白细胞计数、血小板计数及其分类，是临床上最基本的检验项目。

尽管血常规检查不是什么特殊性检查，也不是很复杂的过程，但是，由于血液不断地在全身循环，流经身体各个重要器官，渗透到各组织中，参与人体的新陈代谢，调节和维护人体各组织器官功能活动和内外环境的平衡，如果人体有异常改变，会由血液携带的信息传达出来。所以，检查血液中各种细胞成分的量和质的变化，可以协助判断机体各组织器官的病变情况。

血常规中的具体指标是一些常用的敏感指标，对机体内许多病理改变都有敏感反映，其中又以白细胞、红细胞、血红蛋白和血小板最具有诊断参考价值。

- **红细胞计数**

红细胞计数（RBC）高值时，提示：可能患红细胞增多症。

红细胞计数（RBC）低值时，提示：可能为贫血。

- **血红蛋白测定**

血红蛋白测定（Hb）高值时，提示：可能为红细胞增多症、心输出量减少。

血红蛋白测定（Hb）低值时，提示：可能为低血色素性贫血或缺铁性贫血。

女性受月经和怀孕的影响，血红蛋白普遍比男性低，所以女性较易贫血。一般而言，血红蛋白在100克/升（100g/L）以下属贫血，若比正常值低10～20克/升（10～20g/L）并无大碍。

- **白细胞计数**

临床检验报告单

姓　　名:　　患者编号:　　样本编号:常 10　　备　　注:
性　　别:女　　科　　别:产科　　标本种类:新鲜末梢血　　收　　费:
年　　龄:29岁　　病　　区:　　采样日期:11.01.25 08:15　　采 样 者:
病 案 号:　　病 床 号:　　临床诊断:　　送检医师:

序号	中文名称	项目简称	结果	单位	参考值
1	★白细胞	WBC	7.5	10^9/L	4-10
2	淋巴细胞百分比	LY%	30.4	%	20-40
3	单核细胞百分比	MO%	7.0	%	3-8
4	中性粒细胞百分比	NE%	61.7	%	50-70
5	嗜酸细胞百分比	EO%	0.8	%	0.5-5
6	嗜碱细胞百分比	BA%	0.1	%	0-1
7	淋巴细胞	LY#	2.3	10^9/L	1-4.8
8	单核细胞	MO#	0.5	10^9/L	0.1-0.8
9	中性粒细胞	NE#	4.7	10^9/L	1.8-7.8
10	嗜酸细胞	EO#	0.06	10^9/L	0.02-0.5
11	嗜碱细胞	BA#	0.0	10^9/L	0-1
12	★红细胞	RBC	3.73	10^12/L	3.5-5.5
13	★血红蛋白	HGB	118	g/L	110-150(新生儿：170-200)
14	★红细胞压积	HCT	0.350 ↓	L/L	0.37-0.50
15	★红细胞平均体积	MCV	93.8	fL	80-100
16	★平均血红蛋白含量	MCH	32	pg	27-34
17	★平均血红蛋白浓度	MCHC	337	g/L	320-360
18	红细胞分布宽度	RDW	12.9	%	11.6-15
19	★血小板	PLT	216	10^9/L	100-300
20	平均血小板体积	MPV	10.2	fL	6-13
21	血小板压积	PCT	0.22	%	0.18-0.22
22	血小板分布宽度	PDW	12.0	%	9.8-17

▲ 血常规检查报告单

白细胞计数（WBC）高值时，提示：可能为身体部位发炎、白血病、组织坏死等。

白细胞计数（WBC）低值时，提示：可能为病毒感染、再生障碍性贫血及自身免疫性疾病。

白细胞是无色有核的血细胞，在血液中一般呈球形。白细胞可以分为中性粒细胞、嗜酸性粒细胞、嗜碱性粒细胞、淋巴细胞和单核细胞几种。

白细胞计数，是指计数单位体积血液中所含的白细胞数目，是机体防御系统的重要组成部分。各类细胞在人体内的比例不同，在人体内的作用也各不相同。在对人体白细胞进行分析时，主要以粒细胞（GRN）、单核细胞（MID）和淋巴细胞（LYM）的数值变化为主要依据。

- **血小板计数**

血小板计数（PLT）增多时，提示：可能是急慢性炎症反应。

此类增多一般不超过500×10^9／升；如果略高于正常值，且其他值正常及没有症状，一般不会有问题，只是血小板参与凝血，值较高会增加血栓形成的可能；当血小板计数$>400 \times 10^9$／升时为血小板增多，原发性血小板增多常见于骨髓增生性疾病，如慢性粒细胞白血病、真性红细胞增多症、原发性血小板增多症等。

血小板计数（PLT）减少时，提示：如果为原发性减少，则属于免疫性的；如果为继发性减少，有许多疾病可引起。

血小板是参与凝血机制的，它的数量减少或功能异常都可以在临床上有所表现，轻微的可见皮肤黏膜出血，如身上的出血点、紫癜、瘀斑；严重的可见脏器出血，最为常见的是消化道出血。

血常规、血红蛋白电泳、地中海贫血基因等检查结果异常，提示可能为地中海贫血

地中海贫血又称海洋性贫血，是一种遗传性疾病，是由常染色体异常引起的贫血病。这种疾病也就是医学上讲的溶血性贫血。

• **红细胞系**

红细胞平均体积（MCV）低值时，提示：可能为地中海贫血。

平均血红蛋白含量（MCH）低值时，提示：可能为地中海贫血。

平均血红蛋白浓度（MCHC）低值时，提示：可能为地中海贫血。

普通的血常规检查可以发现血液成分的异常情况。如果红细胞的平均体积、平均血红蛋白含量，以及平均血红蛋白浓度低于正常，就需要做血红蛋白电泳，观察血红蛋白的比例，如血红蛋白A、血红蛋白F、血红蛋白A_2出现异常，可考虑为地中海贫血，也可通过基因筛查检测有无地中海贫血基因。

脂肪肝或肝损伤

肝功能检查结果异常提示可能为脂肪肝

总胆红素、直接胆红素和间接胆红素数值异常时，提示：可能肝功能有问题。

肝功能检查是通过各种生化试验方法检测与肝脏功能代谢有关的各项指标，以反映肝功能基本状况。肝功能反映了肝脏的生理功能，肝功能检查在于了解肝脏有无疾病、肝脏损害程度，以及查明肝病原因，判断预后和鉴别发生黄疸的病因等。

由于肝脏功能多样，所以肝功能检查内容很多：与肝功能有关的蛋白质检查有血清总蛋白、白蛋白与球蛋白之比、血清浊度和絮状试验及甲胎蛋白检查等；与肝病有关的血清酶类有丙氨酸氨基转移酶、天冬氨酸氨基转移酶、碱性磷酸酶及乳酸脱氢酶等；与生物转化及排泄有关的试验有磺溴酞钠滞留试验等；与胆色素代谢有关的试验有胆红素定量及尿三胆试验等。

一般常选择几种有代表性的指标了解肝功能，如蛋白质代谢功能试验、胆红素代谢功能试验、肝脏排泄功能试验，以及各种血清酶检查，包括胆红素、白蛋白、球蛋白、氨基转移酶、血清氨、凝血时间等。

红细胞有固定的寿命，每天都会有所毁坏。间接胆红素主要由红细胞破坏而来，未在肝内经过葡萄糖醛酸化的称为间接胆红素。间接胆红素经过肝脏代

肝肾功能临床检验结果报告单

患者姓名：　　　　性别：　　　　出生日期：

科别：　　　　初步诊断：

标本种类：血

序号	检验项目	检验结果	单位	异常结果提示	参考范围
1	TP（总蛋白）	60	g/L		60-80
2	Alb（白蛋白）	40	g/L		35-55
3	T-Bil（总胆红素）	2.0	μ mol/L		1.70-20.00
4	D-Bil（直接胆红素）	4.0	μ mol/L		0.0-6.00
5	I-Bil（间接胆红素）	10.1	μ mol/L		0.90-17.00
6	TBA9（总胆汁酸）	8.6	μ mol/L		0-10
7	ALT（丙氨酸氨基转移酶）	14	IU/L		0-40
8	AST （门冬氨酸氨基转移酶）	17	IU/L		0-9
9	Urea（尿素）	7.5	mmol/L		1.7-8.3
10	Crea（肌酐）	67	μ mol/L		40-110
11	UA（尿酸）	100	μ mol/L		90-30
12	TCHO（总胆固醇）	5.32	mmol/L		2.84-5.68
13	TG（三酰甘油）	1.0	mmol/L		0.56-1.70
14	HDL-C（高密度脂蛋白胆固醇）	0.92	mmol/L		0.82-1.96
15	LDL-C（低密度脂蛋白胆固醇）	2.22	mmol/L		0.82-3.90
16	Apo A1（载脂蛋白 A1）	1.29	mmol/L		1.80-3.90
17	Apo B（载脂蛋白 B）	0.68	mmol/L		1.00-1.00
18	LDH（乳酸脱氢酶）	160	IU/L		0.55-1.05
19	ALP（碱性磷酸酶）	50	IU/L		110-240
20	GGT（γ-谷氨酰氨基转换酶）	19	IU/L		40-160
21	CK（肌酸激酶）	33	IU/L		26-140
22	A/G（白蛋白/球蛋白）	2.22	mmol/L		1.00-2.50

▲ 肝肾功能检查报告单

谢可变为直接胆红素，随胆汁排入胆道，最后经大便排出。

胆红素是肝功能检查的一项常用指标，一般用胆红素的指标来检验肝脏的排泄能力。

如果直接胆红素不变，间接胆红素升高，再次复查结果相同，有可能患溶血性疾病。

在排除溶血情况的基础上，如果检查结果中直接胆红素和间接胆红素都升高，可判断是由肝脏功能异常引起。再通过进一步检查，明确是否有肝炎病毒感染，是否有脂肪肝、酒精肝、肝硬化等。

如果间接胆红素不变，直接胆红素升高，可能是由肝癌、胆石症引起。

胆红素数值异常时，很可能有比较严重的问题，需要配合其他检查以明确病因，依不同的情况可采取不同的治疗方法。

丙氨酸氨基转移酶（ALT）和门冬氨酸氨基转移酶（AST）高值时，提示：可能是脂肪肝或肝细胞受损。

氨基转移酶主要分布在肝脏的肝细胞内，是最典型的肝功能指标，肝细胞坏死时ALT和AST就会升高。其升高的程度与肝细胞受损的程度相一致，氨基转移酶数值升高，表示肝脏细胞受损。如果乙肝五项检查为正常，脂肪肝的可能性比较大。

一般来说，轻度脂肪肝，氨基转移酶没有明显变化；中、重度脂肪肝，表现为ALT、AST轻度或中度升高，一般肥胖性脂肪肝ALT高于AST，酒精性脂

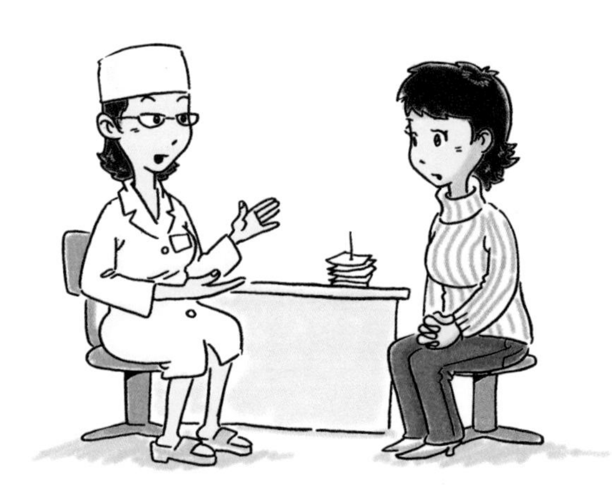

肪肝反之；约30%的严重脂肪肝患者可出现不同程度的碱性磷酸酶（ALP）升高、γ-谷氨酰氨基转移酶升高等。

总蛋白、白蛋白低值，球蛋白（主要是T-球蛋白）增高，A/G比值变小或倒置时，提示：可能肝脏合成功能受损害，是病情比较严重的表现。

肝功能检查结果异常还提示可能有肝损害、心血管疾病

高密度脂蛋白胆固醇（HDL-C）低值时，提示：可能有心脑血管疾病、肝损害等。

高密度脂蛋白胆固醇主要是由肝脏合成。通俗地说，高密度脂蛋白胆固醇是“好东西”，在标准范围内高密度脂蛋白胆固醇越高越好，它对人体起保护作用。血液中高密度脂蛋白胆固醇浓度升高，一般认为无临床意义，可见于原发性高密度脂蛋白血症；浓度降低常见于脑血管病、冠心病、高三酰甘油血症、肝功能损害，如急慢性肝炎、肝硬化、肝癌、糖尿病等。

低密度脂蛋白胆固醇（LDL-C）高值时，可提示：易致冠心病等疾病。

低密度脂蛋白胆固醇通俗地说是“坏东西”。如果血液中低密度脂蛋白胆固醇浓度升高，它将沉积于心脑等部位血管的动脉壁内，逐渐形成动脉粥样硬化性斑块，阻塞相应的血管，易引起冠心病等严重疾病。总体来说，低密度脂蛋白胆固醇偏低，往往是由于生活中饮食不合理、摄入脂肪过低造成的。有些人过度减肥造成低密度脂蛋白胆固醇偏低，会严重影响身体健康。

营养不良

肝功能检查结果异常还提示营养不良

总蛋白（TP）和白蛋白（Alb）低值时，可提示：营养不良。

肝功能检查项目中还含有蛋白质一项。蛋白是由肝脏产生的，如果数值低，说明营养不足。虽然此时身体可能没有什么异样的感觉，但备孕准妈妈需要改变每日的食谱，及时补充富含蛋白质的食物，如鸡蛋、豆浆、牛奶等。如果白蛋白过低，则提示可能身体内潜伏着一些疾病，需要进行更详细的检查，以排除其他疾病导致的白蛋白丢失过多，或白蛋白生成过少等疾病。

肾功能损害

尿常规和肾功能检查结果异常提示肾炎或肾功能损害

尿常规也是备孕准妈妈孕前检查中不可忽视的一项常规检查。有些肾脏病变早期会出现蛋白尿或者尿沉渣中出现有形成分。尿常规检查异常，也是肾脏或尿路疾病的第一个指征。

尿常规检查的主要项目有：尿的颜色、尿的透明度、尿的酸碱性（pH值）、红细胞、白细胞、管型、尿的比重、尿的蛋白定性、尿糖定性及尿沉渣计数等。

尿常规检查提供的主要数据一般包括：尿蛋白、尿糖、尿酮体、尿比重、酸碱度、尿胆红素、亚硝酸盐、红细胞（潜血）和白细胞等。

尿常规检查对泌尿道感染、结石、胆道阻塞、急慢性肾炎、糖尿病等疾病有筛检作用。

尿色 正常尿呈草黄色，异常的尿色可因食物、药物、色素、血液等因素而变化。

透明度 正常新鲜尿液，除女性的尿可见稍混浊外，多数是清澈透明的。

酸碱度 正常尿为弱酸性，也可为中性或弱碱性。

检验结果报告单

门诊化验室　　检验编号：2152054　　流水号：305

姓　名：　　登记号：01024094　　科　室：产科东门诊　　采样日期：2011-03-18年　　龄：29岁
性　别：女　　病　区：　　申请医师：　　采样时间：13:55　　出生日期：
病案号：　　床　号：　　申请日期：　　标本种类：尿液　　初步诊断：

检验项日	英文对照	结果	单位	参考值	检验项目	英文对照	结果	单位	参考值
尿胆素原测定	URO	+- 3.3		3.3-16	比重测定	SG	1.020		1.003-1.029
胆红素测定	BIL	-		阴性	酸碱度测定	PH	6.5		4.5-8.0
酮体测定	KET	-		阴性	维生素C	VC	0		0-0
隐血测定	BLD	-		阴性	尿沉渣RBC	RBC	-	个/H	0个/H
蛋白定性	PRO	-		阴性	尿沉渣WBC	WBC	-	个/H	0-5个/H
亚硝酸盐试验	NIT	-		阴性	尿沉渣上皮细胞	SPXB	-	个/H	0个/ H
白细胞	LEU	+- 15		阴性	尿沉渣管型	GX	-	个/H	0个/H
糖定性	GLU	-		阴性	结晶	CRYSTAL	-		阴性

备注：　　签字：

▲ 尿常规检验结果报告单

细胞 在临床上，尿中有重要意义的细胞为红细胞、白细胞及上皮细胞。正常人尿中可偶见红细胞；正常人尿中有少数白细胞存在；正常尿液中有时可发现少数脂肪变性的小圆形上皮细胞。

管型 正常的尿液中仅含有极微量的白蛋白，没有管型，或偶见少数透明管型。

蛋白质 一般认为，正常人每日排出蛋白质的量为40～80毫克，最多100～150毫克，常规定性检测为阴性。

尿比重 尿液的比重一般在1.015～1.025。

尿糖定性 正常人尿内可有微量葡萄糖，每日尿内含糖量为0.1～0.3克。

尿素和肌酐 是评价肾功能的主要指标。

尿蛋白（PRO）高值时，提示：可能有肾小球肾炎或急性肾功能衰竭等。

尿红细胞（BLO）高值时，提示：可能肾脏出血、肾充血或尿路出血等。

尿白细胞（LEU）高值时，提示：可能是肾盂肾炎、膀胱炎等。

尿上皮细胞（EC）高值时，提示：可能有肾小球肾炎、肾小管病变。

管型尿（LEU）出现时，提示：可能肾小球、肾小管有损害。

尿素（Urea）和肌酐（Cre）高值时，提示：可能有肾功能损害。

在正常情况下，血中尿素主要是经肾小球滤过而随尿排出的，当肾小球滤过功能减退时，血中的尿素浓度就会升高，所以测定血中尿素含量可粗略估计肾小球滤过功能。肌酐是肌肉代谢的产物，正常情况下随尿液排出体外。肌酐高是肾固有细胞受损，肾脏的代谢功能出现异常，不能正常滤过肌酐等毒素，使其在体内堆积，肌酐升高是肾功能下降的外在表现。

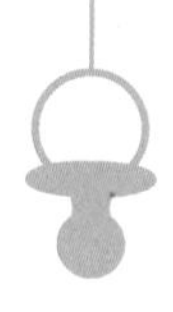

准备要宝宝，备孕妈妈要做好这些调养

做父母要选择最佳时间

对于一个新生命来说，受孕那一刻的母体健康与否直接关系到“性命”是否优质。因此，选择最佳受孕时机，无疑是优生的基本前提。最佳受孕时机包括最佳婚育年龄、最佳受孕季节、最佳受孕时间、最佳受孕外部环境。

·选择最佳年龄生育

《中华人民共和国婚姻法》规定：“结婚年龄，男子不得早于22周岁，女子不得早于20周岁。”这就是说，男女低于这个规定的年龄结婚，是不符合科学，也不符合法律规定的，只有超出这个年龄才适合结婚和生育。

有利于母亲和胎儿的发育 一般来说，女子22周岁以后，身体发育才渐渐成熟。比如说，女子一般要到23～25岁，骨骼才能全部钙化，如果女子发育还未完全成熟就结婚、生育，无疑加重了身体的负担，也必然影响自身的发育和胎儿的发育。如果男子早婚、早育会导致精子数量少、质量低，并容易发生精子残缺、染色体异常等情况，更不利于胚胎的发育。因此，低龄夫妇所生育的孩子往往会因为基因不良和营养不足而出现体弱多病的现象。

有利于自身的智力发育 男女青年20～22岁，大脑发育才基本完成。在这个年龄段以后结婚、生育，因为大脑皮质的抑制功能已经健全，可以控制过度的性冲动，保证身心健康，不仅有利于促进宝宝的智力发育，更有利于受孕胎宝宝的健康。

避免妇科病的发生 根据临床统计，一些妇科病的发生与过早生育有着一定的关系。比如，早婚、早育和多产的妇女中子宫颈癌的发病率比适龄结婚和生育数量少的妇女高出数倍。

女性生育年龄最好不超过30岁，尤其不要超过35岁 女性在出生前卵细胞就已存储在卵巢内。怀孕年龄越大，卵子的年龄就越大，卵子受环境污染的影响就较多，容易发生卵子染色体老化，从而导致畸胎率增高。同时，高龄准妈妈的产道弹性降低，在分娩时容易发生产程延长和手术助娩等情况，也在一定程度上影响了胎宝宝的健康。

因此，优生专家建议：男女最佳生育年龄应为男性26～30岁，女性25～29岁，对于父母和宝宝都比较有利。

• 选择最佳季节受孕

对于受孕季节的选择要具体情况具体对待。中国幅员辽阔，东西南北气候差别很大，生活习惯也不同，所以在选择受孕季节时就要因地制宜，综合各方面因素考虑。比如，要考虑空气是否清新、瓜果蔬菜是否丰富、能否避开病毒感染的流行期、生活是否便利等。

对于中国中部和北部大部分地区而言，受孕的最佳季节为春夏之交的6～8月。因为时处夏季，经历了冬春的营养储备期，这时夫妇双方身体素质都较好。尽管由于天气炎热，胃口可能不佳，会导致营养吸收不足，但此时怀孕，胚胎尚处于萌芽状态，对营养所需较少，不至于因妊娠反应而影响胎儿发育。

等到胚胎进一步生长发育，尤其是怀孕3个月时，瓜果蔬菜、鱼肉禽蛋大量上市，这就为准妈妈和胎宝宝汲取各种营养创造了有利的条件，更为胎宝宝在大脑形成期（受孕第3个月）的营养需求提供了保证。等到严寒的冬季和乍暖还寒的初春携带着流行性感冒、流脑等病毒的季节到来时，胎宝宝生长已超过3个月，能平安度过致畸敏感期。接下来，当春暖花开的春天来临时，良好的气候条件和美丽的大自然又为胎教的实施提供了优良的外界环境。最后，等到婴儿呱呱落地时，正是气候宜人的春末夏初，各种瓜果蔬菜供应充足，准妈妈能获得全面、丰富的营养，保证了母乳的质量，从而保证了孩子降临人间后的第一餐。

此外，经历了夏、秋、春三个季节的孕期，准妈妈还能得到良好的日照，可在阳光中获得足够的维生素D，从而促进妊娠期间钙的吸收和平衡，有利于胎宝宝骨骼的钙化。

当然，最佳的受孕季节也是相对的，尤其中国各地气候差别较大，不能生搬硬套，但一般应避开11～12月。因为此期受孕的准妈妈临产期处在炎热的夏天，不仅宝宝出生后要经过炎热的考验，准妈妈也容易发生产褥期中暑，增加患病的机会。

・选择最佳时间受孕

最佳的受孕时间是指受孕前后较为短暂的日子，一般来说，优生专家建议选择以下情况受孕。

1.选择夫妇双方身体健康良好的情况下受孕。

2.选择夫妇双方情绪饱满、心情舒畅的情况下受孕。

3.选择已合理安排好营养、为生育提供充分的物质基础的情况下受孕。

4.选择受孕前尤其是受孕当天未饮用烈性酒、减少吸烟或戒烟戒酒的情况下受孕。

5.选择在精神状态调节好、性情陶冶好的情况下受孕。

6.一般来说，每月排卵前3天至排卵后1天，是最易受孕时期。

要注意的是，受孕要避开以下几种情况。

1.身体极度疲劳，或过度体力劳动及脑力劳动后。

2.情绪激动之时，如争吵、暴怒、悲伤和恐惧时。

3.大病初愈或久卧病床时。

4.女方流产不满6个月时。

5.新婚期疲劳、饮酒过度、性生活过于频繁的情况下。

6.因病服用某些药物，尤其是安眠药时。

・选择最佳受孕外部环境

中国古人非常讲究受孕环境与优生的关系，有“欲得贤智之子，需得天时地利”之说。受孕“天时、地利、人和”，是指夫妇双方只有选择在晴暖温和的时日、安适温馨的地点、愉悦的心情下受孕，才能使胎宝宝更健康、聪明、俊美。

备孕准妈妈要保证孕前营养充足

• 养成良好的饮食习惯，合理摄取营养

精子和卵子的产生需要原料，生精和生卵功能与营养水平密切相关。备孕准妈妈只有在孕前保证摄取丰富而合理的营养，拥有良好的营养水平，才能孕育一个健康的宝宝。

备孕准妈妈在孕前要养成良好的饮食习惯，所食用的食物种类要杂、要多，粗细比例合理，要多吃原汁原味的无污染食物，要经常变换食物种类，不要偏食，要多多摄取不同食物中的各种营养成分，避免发生某些营养成分的缺乏；同时要注意少吃或不吃刺激性食物，孕前和孕期一般不要饮茶、饮咖啡、饮酒，或其他刺激性饮品；要尽量饮用白开水；要避免食用污染过的食物，重视饮食卫生，尽量选用新鲜天然食品，不要食用含食品添加剂、色素、防腐剂的食物，蔬菜应浸泡数十分钟，瓜果尽量去皮；不可暴饮暴食，以免影响健康；另外要多吃鱼虾、山药，以增加受孕概率。

营养不良的备孕准妈妈不仅容易在妊娠期间发生并发症，而且患其他孕期不良疾病的概率远高于营养水平良好的准妈妈。一些年轻女性为了保持良好的体形而节食减肥，这种体质不利于怀孕，即使怀孕，对胎宝宝的发育也非常不利。

• 多补充有利于胚胎发育的营养素

备孕准妈妈在孕前就要开始多多摄入对胚胎发育有利的营养素，其中包括对胚胎大脑发育有利的营养素。

脑是中枢神经系统的主要器官，又是高度分化的智能器官，是智力的基础。脑的生长发育主要依赖细胞数量的增殖和体积的增大，而且脑细胞的增殖具有“一次完成”的特点。在脑发育期营养不良，脑组织结构可产生不可逆的永久性损害，导致智力低下，甚至终身残疾。备孕准妈妈如果孕前营养不良、

蛋白质摄入不足，就可影响到怀孕后胎宝宝大脑神经母细胞的形成、细胞数量及神经细胞突触数量。

有人测定，严重营养不良的准妈妈所生婴儿的脑细胞数只有正常婴儿的80%，且常有智力低下及神经系统功能缺陷。如果出生后营养不良继续存在，则脑细胞数较正常更少、影响更严重。即使以后供给正常营养，脑的组织结构和功能仍不可能恢复到正常水平。因此，备孕准妈妈在孕前就要注意饮食中营养的搭配，多补充营养素。

研究表明，对大脑有益的营养素主要有蛋白质、维生素和微量元素。

保障蛋白质供给 备孕准妈妈平时要注意多吃些瘦肉、鸡蛋、鱼类、豆类，保障必要的蛋白质供给。

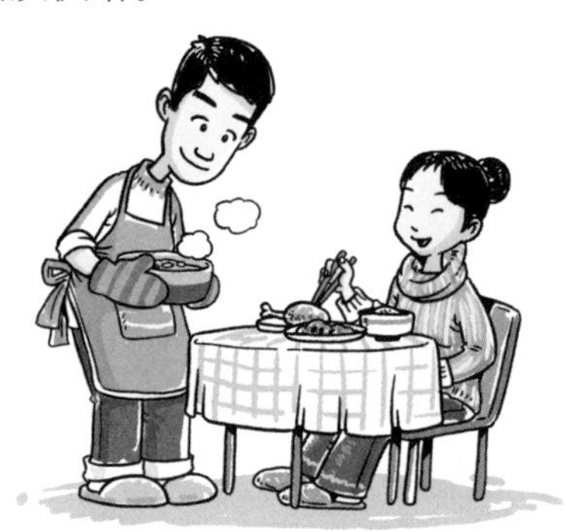

孕前补碘 备孕准妈妈孕前补碘对胎宝宝脑发育的促进作用更显著。备孕准妈妈最好能检测一下尿碘水平，以判明身体是否缺碘。缺碘者可在医生指导下服用含碘酸钾的营养药，食用碘盐及经常吃一些富含碘的食物，如紫菜、海带、裙带菜、海参、蛤蜊、蛏子、干贝、海蜇等，可以改善体内碘缺乏状况。

注意补锌 锌是人体多种酶的组成成分或者激活剂，主要参与脱氧核糖核酸（DNA）和蛋白质的生物合成，对胎宝宝的大脑发育起着不可忽视的作用。严重缺锌可引起无脑畸形等。备孕准妈妈孕前应多摄入富含锌的食物，如牡蛎、蚌、贝类、海带、黄豆、扁豆、麦芽、黑芝麻、紫菜、南瓜子、瘦肉等。此外，备孕准妈妈也应注意摄取富含卵磷脂、磷脂、牛磺酸及多种维生素的食物，如蛋黄、葵花子、大豆、沙丁鱼、甜杏仁、胡桃及新鲜蔬菜、水果等。

注意补铁 铁是制造红细胞的必需原料，缺铁会发生缺铁性贫血，严重贫血不仅会影响受孕，还会影响胎宝宝发育，所以备孕准妈妈一定要注意补铁。含铁较多的食物有猪肝、黄豆、芝麻。

补充各种维生素 在孕前3个月，夫妻双方要开始正确补充维生素，主要是从蔬菜和五谷中摄取维生素，但是蔬菜和五谷中的维生素，在去皮、精磨和烹饪时常常受到破坏，所以还需要从水果中摄取。

叶酸是B族维生素的一种，对细胞的分裂、生长及核酸、氨基酸、蛋白质的合成起着重要作用，因此叶酸是胎儿生长发育中不可缺少的营养素。准妈妈在孕前和怀孕初始1～2个月内每天补充0.4毫克叶酸，可使胎宝宝发生唇裂和腭裂的风险降低25%～50%，有可能避免35.5%的先天性心脏病患儿出生。所以，备孕准妈妈孕前及孕早期应注意摄入富含叶酸的食物，如红苋菜、菠菜、生菜、芦笋、龙须菜、油菜、小白菜、花菜、甘蓝、豆类、酵母、全麦面包、动物肝、麦芽，以及香蕉、草莓、橙汁、橘子等。

• 营养补充切勿矫枉过正

强调营养并不意味着吃得越多越好，一味多食会造成体重过重，怀孕后胎宝宝生长过快，增加活动负担，给分娩带来困难。

贫血的备孕准妈妈要注意饮食调理

• 备孕准妈妈贫血时受孕危害很大

根据血液中红细胞的数量，或红细胞中血红蛋白的量，可以判断是否有贫血的征兆。

红细胞由蛋白质和铁制造，两者缺一不可。血红蛋白的主要功能在于输送氧至身体各部分，排出代谢产生的二氧化碳。若身体内红细胞或血红蛋白不足时，氧无法输送至身体，患者就会感到疲倦、头晕，站起时头晕眼花、气喘，一副无精打采的样子，表现出极不健康的状况。一般来说，贫血最常见的原因是缺铁。

备孕准妈妈如果贫血，怀孕后血液携带氧的能力低下，严重时会出现心跳加快、血流速度加快，长此以往，就会出现心肌营养障碍，导致充血性心力衰竭。如果得不到及时治疗，贫血的备孕准妈妈在怀孕后可能导致营养不良，会加重贫血，进而可能引起贫血性心脏病、心力衰竭、产后出血、产后感染等，同时给胎宝宝造成危险，会影响胎宝宝的生长发育，严重的还会造成胎宝宝宫内发育迟缓、早产或死胎。患有贫血的准妈妈在贫血状态下对失血耐受性明显降低，在分娩时容易出现失血性休克，很难出现对分娩有利的阵痛，从而拉长从阵痛到生产的时间，这些都不利于分娩，并对胎宝宝的健康造成危害。

贫血对怀孕危害很大，所以备孕准妈妈在孕前要及时调养，改善贫血症状。在饮食中应多摄取含铁丰富的食物，如动物肝脏、柿子、蔬菜等；若食补效果不明显，可遵照医生的指示服用铁剂、叶酸和维生素B_{12}等。

• 地中海贫血备孕准妈妈怀孕后要监测胎宝宝病情

地中海贫血基因携带者或轻型地中海贫血患者平时没有明显症状，但是如果夫妇双方都带有地中海贫血基因或两人都是轻型地中海贫血，他们的子女就会有25%是重型地中海贫血，50%是轻型地中海贫血（基因携带者），另有25%是正常者；如果只有一方是轻型地中海贫血或基因携带者，他们的子女有50%是正常小孩，25%是轻型地中海贫血（基因携带者），不会有重型地中海贫血小孩。

准父母如果有一方是地中海贫血基因携带者，且是轻型患者，怀孕后需要在产前对胎宝宝进行基因分析，以确定胎宝宝的患病程度。

对胎宝宝产前诊断宜在孕24周前进行。早孕绒毛采样检查宜在孕8～11周进行；羊水穿刺检查宜在孕16～21周进行；脐血管穿刺检查宜在孕18～24周进行。如果诊断胎宝宝是轻型地中海贫血患者，一般是可以接受的，因为轻型地中海贫血患者一般不需特殊治疗；如果是重型地中海贫血患者，要坚决引产。

患地中海贫血的准妈妈通过饮食补血是没有用的。轻型地中海贫血无须特殊治疗，只需注意休息和营养，积极预防感染，避免使用具有氧化作用的药物；中、重型地中海贫血患者要适当补充叶酸和维生素E，进行输血和去铁治疗，必要时进行手术。

备孕准妈妈一定要补钙

不要以为怀孕后开始补钙还来得及，事实上，补钙应从准备怀孕时就开始。女性从准备怀孕的时候起，如果发现自己缺钙，最好能每天摄取600毫克的钙量，并停止没必要的减肥。这是因为，女性身体脂肪量的突然增加或减少，都是破坏激素平衡的重要原因。例如，女性身体脂肪量如果降到了18%以下，身体雌激素的分泌量就会减少，可导致月经不调、骨密度降低。骨密度低下的女性，在孕期或哺乳期，易引起头发脱落、牙齿变脆，也是女性闭经后易患骨质疏松症的原因。

如果女性能从准备怀孕的时候就开始补钙是非常理想的，这时人体所需的钙为每天800毫克左右，除了从食物中摄取外，需要每天额外补充200～300毫克钙。准妈妈补钙最迟不要超过怀孕20周，因为这个阶段是胎儿骨骼形成、发育最旺盛的时期。应在饮食中适当选择一些富含钙的食物。

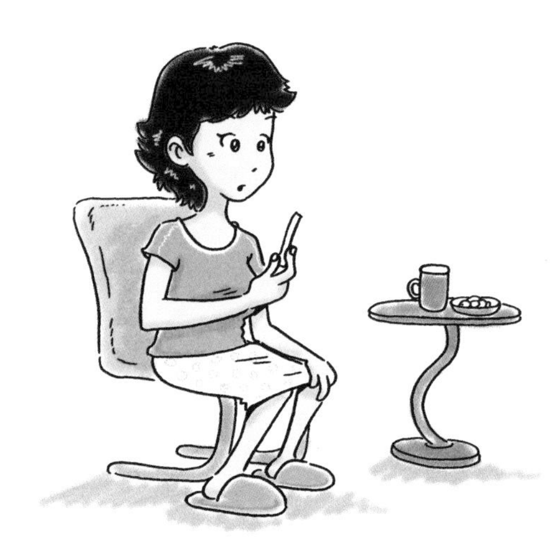

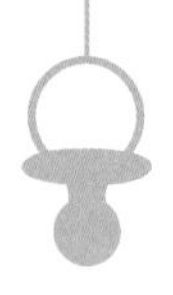

备孕父母的优生检查

精液分析

最佳检测时间：孕前3～6个月。

通过检查，了解精液的受孕能力，正常精液的指标如下。

精液量：每次2～6毫升。超过8毫升称为精液量过多症，不足1.5毫升则为精液量过少症。

精液pH值：7.2～8.0。

精液液化情况：30分钟完全液化。超过1小时不液化者称为精液液化不良症。

精液中精子数量：2000万/毫升以上。

精子活动力：50%以上属于a级与b级（按照精液质量的优劣依次为a，b，c，d级）。

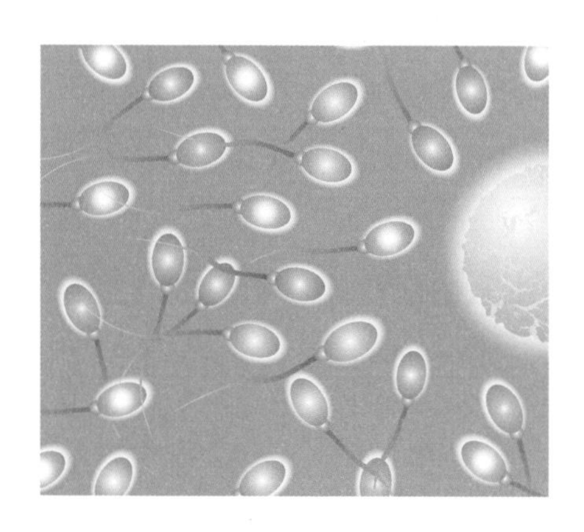

精子存活率：70%以上是活的。

精子形态：正常形态精子不少于50%。

分析男性生育能力不能单从精液的一项指标定论，应从精子数量、活力、活动率、液化时间、畸形率等多方面进行综合能力分析。

宫颈涂片检查

最佳检测时间：孕前3～6个月。

目前常用的宫颈刮片检查方法有传统的巴氏法和宫颈防癌涂片（TCT）。

检查前注意事项：

1.检查要安排在非月经期进行。

2.如果备孕准妈妈患有妇科急性炎症或感染（淋病、滴虫感染、衣原体感染等），要先治疗感染，待炎症消退后再行刮片检查，以免结果受到干扰。

3.计划检查前48小时内不要冲洗阴道或使用置入阴道的栓剂，也不要有性生活。

人类乳头状瘤病毒检查

最佳检测时间：孕前3～6个月。

如果备孕准妈妈在常规阴道检查时，可见宫颈表浅糜烂，有接触性出血，甚至常有白带增多、腥臭及阴道不规则出血等现象，最好同时进行人类乳头状瘤病毒（HPV）检查。

生殖道HPV感染是一种常见的性传播疾病，与多人有性关系或性关系不当的女性往往容易感染HPV。由于HPV感染是宫颈癌的病因，因此必须重视这种感染，加强HPV病毒检查，可以预防宫颈癌的发生。

“优生四项”即抗感染筛查（TORCH）

最佳检测时间：孕前3～6个月。

TORCH抗感染筛查是对备孕准妈妈风疹病毒（RV）、巨细胞病毒（CMV）、单纯疱疹病毒（HSV）、弓形虫（TOX）等进行筛查。TORCH感染是导致流产、死胎、先天性畸形的主要原因之一。如果备孕准妈妈感染后怀孕，病原体可通过胎盘垂直传播，导致胚胎停止发育、流产、死胎、早产、先天性畸形等，甚至影响出生后婴幼儿智力发育，造成终身后遗症。

通过孕前抗感染筛查，可以降低胎宝宝宫内感染率并给予优生指导，减少宝宝的出生缺陷发生率，所以称之为“优生四项”筛查。

遗传性疾病筛查

最佳检测时间：孕前3～6个月。

遗传是指亲代与子代之间的相似，所以遗传与胎儿健康成长有着相当密切的关系，它是胎儿健康成长的基础。父母如患有遗传病，就有可能造成流产、死胎、先天性畸形、智力障碍等不良后果。遗传性疾病的预防需从确定配偶前做起，通过婚前咨询、婚前检查来避免。如已确诊为遗传性疾病，则结婚后不应生育。

遗传病学研究表明，目前世界上已发现的遗传病有4000多种，可分为三大类，即染色体疾病、单基因遗传性疾病和多基因遗传性疾病。

下面这些夫妇需要筛查遗传性疾病：

1.双亲中任何一方有染色体异常者。

2.近亲中有先天愚型或其他染色体异常者。

3.连续3次以上自然流产者。

4.某些隐性遗传性疾病需做性别鉴定者（性别鉴定需经有关部门批准）。

5.以前孕育的胎儿或双亲中有神经系统缺陷者。

确定不孕症的检查

最佳检测时间：未孕2年以上即可检查。

如以上检查未发现异常，准备受孕的妈妈还是一直不孕，可进行一系列特殊检查：基础体温测定、宫颈黏液检查、阴道脱落细胞检查、激素测定、输卵管畅通试验、性交后试验、宫颈黏液与精液相合试验、内镜检查。

专家教你看懂产检报告单

宫颈癌或子宫颈异常改变

宫颈涂片检查（TCT）可发现炎症、感染或宫颈癌

宫颈涂片是指从子宫颈部取少量细胞样品，放在玻片上，然后在显微镜下观察是否异常。它是世界上普遍使用的一种宫颈癌筛查方法。宫颈癌是唯一可以早期发现的妇科疾病，而定期进行宫颈涂片检查是发现早期宫颈癌的有效措施。一个简单的涂片检查就可以发现90%以上的宫颈癌。

巴氏分类按宫颈病变程度分为5级：巴氏Ⅰ级为正常细胞涂片；巴氏Ⅱ级为炎症细胞；Ⅲ级代表可疑癌；Ⅳ级代表高度可疑癌；Ⅴ级肯定为癌。

TCT检查将宫颈病变分为：正常范围；良性病变：由炎症引起的细胞改变；低度上皮内病变：可能为宫颈癌；高度上皮内病变：高度怀疑宫颈癌。

如果刮片结果异常，需要进一步检查以确定病变部位及病变情况。

弓形虫、风疹病毒、巨细胞病毒、单纯疱疹病毒感染

进行TORCH抗感染筛查，可检测是否有弓形虫、风疹病毒、巨细胞病毒、单纯疱疹病毒感染。

TORCH是弓形虫、风疹病毒、巨细胞病毒、单纯疱疹病毒等病原体的总称，它们是备孕准妈妈孕前、孕期中引发感染的主要病原微生物。最方便的早期筛查和诊断方法是检测人体血清中的特异性IgM、IgG抗体，以判断受感染的情况。

仅IgM阳性，提示：一般为近期感染或继发活动感染。

仅IgG阳性，提示：一般为既往感染。

IgM和IgG抗体均阳性，提示：重复或复发感染。

若在感染风疹病毒后怀孕，病原体会通过胎盘引起胎宝宝感染，导致出生

婴儿先天性风疹综合征，造成宝宝先天性白内障、心脏病、耳聋及发育畸形。

弓形虫病是一种人畜共患的传染病，弓形虫病原体主要寄生于猫、狗体内。备孕准妈妈感染弓形虫后怀孕，可导致流产、死胎、早产、胎儿宫内发育迟缓、脑部损伤、眼部损伤，表现为小头畸形、无脑畸形、智力低下、精神障碍、白内障、视神经炎、失明等，新生儿面部及脏器畸形，或增加妊娠并发症的发生率。

备孕准妈妈感染巨细胞病毒后怀孕，胎宝宝的中枢神经系统和肝脏受损最明显，如脑积水、脑软化、运动神经障碍、听力丧失、慢性肝炎等。

单纯疱疹是人类常见的疾病之一，由单纯疱疹病毒感染引起，它可使皮肤和黏膜局部出现水疱状病变。备孕准妈妈感染单纯疱疹病毒后怀孕，胎宝宝感染后会出现皮肤疱疹、斜视、失明、耳聋、脑积水、颅内钙化等。

备孕准妈妈孕前TORCH筛查结果出现阳性者，应积极治疗，定期监测，及时发现不良后果，及早做出相应处理，以确保孕育一个健康的宝宝。

遗传性疾病

染色体检查数目或结构异常提示可能有染色体疾病

染色体疾病是指由于染色体数目或结构发生异常而引起婴儿生理结构和生理功能异常所造成的疾病。它的表现多种多样，共同特征是多发畸形、智力低下、生长发育比同龄人滞后。

比如先天愚型是最常见的染色体病，该患者的染色体总数是47条，比正常人多一条。患儿除有上述共同特征外，还有特殊面容：两眼距宽、外眼角上斜、鼻梁低、不自主地张口伸舌等。女性先天性卵巢发育不全就是女性的性染色体病，这种患者比正常女性少一条X染色体，患者出生时多有手、足、背水肿，青春期后身材矮小、乳房发育差、阴毛腋毛少、无经或闭经，婚后多不能生育；男性先天性睾丸发育不全综合征是一种性腺发育异常的染色体疾病，男性患者多于青春期后出现症状，表现为性成熟期延长，身体肥胖，睾丸小而坚实，阴茎发育不正常，第二性征发育不良，指间距大于身长，性功能低下，精液中无精子，可以影响夫妻生活和生育。

基因检查结果异常提示可能有基因遗传性疾病

基因是DNA分子上的一个功能片段，是遗传信息的基本单位，是决定一切生物物种最基本的因子。基因决定人的生老病死，一切生命的存在与衰亡的形式都是由基因决定的，包括人的长相、身高、体重、肤色、性格等均与基因密不可分。

基因检查大致分为两步：

第一步粗筛。通过婚前检查、遗传咨询等方式了解是否为近亲结婚，家族中有无遗传病患者，备孕准妈妈以前是否生过遗传病患儿，是否接触过致突变因素等，以决定是否进一步检查。高龄妈妈也应作为重点粗筛对象。

第二步基因诊断。即从粗筛出来的可疑对象的血液白细胞中提取DNA，再用特异的探针去检测某种基因正常与否。对于某些连锁遗传性疾病，如果备孕准妈妈怀孕后胎宝宝是可疑者，则取羊水细胞或绒毛膜细胞做检查。一旦诊断胎宝宝是遗传病患者，应立刻进行选择性流产，以杜绝遗传病患儿的出生。若检测出父（母）亲为致病基因携带者，则应指导其生育。

某一对或某一个基因结构或功能的改变，可提示：有单基因遗传性疾病。单基因遗传性疾病是指由于某一对或某一个基因结构或功能的改变而产生的疾病。根据异常基因在常染色体或性染色体上是显性还是隐性，又分为四类。

1.常染色体显性遗传性疾病：这种疾病的致病基因在常染色体上是显性基因，属于这一类疾病的有多（并）指（趾）或成人型多囊肾、软骨发育不全等。

2.常染色体隐性遗传性疾病：这种病的致病基因在常染色体上，需一对等位基因同时改变才发病，如白化病、半乳糖血症、高度近视等。

3.X连锁隐性遗传性疾病：这种病的致病基因在X染色体上，但男性携带者发病，女性携带者不一定发病，如红绿色盲、血友病等。

4.X连锁显性遗传性疾病：这种病的致病基因在X染色体上，且单个基因改变即发病，如遗传性肾炎、抗维生素D佝偻病等。

多对基因同时出现结构或功能的改变，可提示：多基因遗传性疾病。多基因遗传性疾病发病需多对基因同时起作用，其病情轻重程度又受环境因素影响，其特征是患者的子女或同胞患病概率增加。它是一种常见多发病，如脑积水、无脑儿、重度腭裂、冠心病、高血压、哮喘病、精神分裂症等。

不孕症

基础体温测定呈单相型，该月经周期无排卵并无黄体形成

对备孕准妈妈基础体温进行测定，若基础体温呈双相型，则表明该月经周期有排卵并且有黄体形成；若基础体温呈单相型，则表明该月经周期无排卵并且无黄体形成。

宫颈黏液检查异常可发现不排卵

接近排卵时，涂片经显微镜检查见典型的羊齿状结晶体，表明女性体内雌激素达到一定水平；排卵后宫颈黏液变稠、结晶变为不典型至逐渐消失，并可见黄体颗粒，表明卵巢有黄体形成，推断卵巢有排卵功能。如果经前期羊齿状结晶继续存在，则表明只有雌激素作用而无黄体酮作用，推断不排卵。

阴道脱落细胞增生程度与雌激素水平不成正比，可推断雌激素水平低下

阴道上皮细胞可在卵巢激素的影响下发生周期变化，细胞增生程度与雌激素水平成正比。因此，检查后出现不成正比的情况，可推断雌激素水平低下。

激素水平较低可推断女性的生育功能不好

现代医学中常进行的性激素水平测定，一般是性激素六项的测定，即促卵泡生成素（FSH）、促黄体生成激素（LH）、雌二醇（E_2）、黄体酮（P）、睾酮（T）、催乳素（PRL）。激素与身体发育状况及月经周期密切相关，进行激素水平测定可以了解女性卵巢及垂体的功能。由于月经周期是由激素控制的，如果女性激素水平较低，一般月经不太正常，排卵就不太规律，女性的生育功能也就不好。

输卵管不通可引起不孕

如果经检查输卵管不通，首先要确定是炎症引起的还是发育异常造成的。一般来说，输卵管不通大多是由于致病菌感染造成输卵管炎症，多发于生育年龄段的女性。输卵管不通一般与卵巢炎合并存在，主要临床表现为：两侧小腹疼痛、脓血性白带、腰骶疼痛下坠感、月经紊乱、不孕等。

引起急性输卵管不通最常见的致病菌为链球菌、葡萄球菌、大肠埃希菌及绿脓杆菌，其次为厌氧性链球菌、脆弱杆菌等。炎症如果不进行积极治疗，很可能导致输卵管阻塞。输卵管发育异常较少见，也不容易被发现，常与生殖道发育异常并存，导致不孕或宫外孕。

备孕准妈妈选择做输卵管通液术、通气术、输卵管造影等，不仅可以达到检查输卵管是否畅通的目的，还有一定的治疗作用。

性交后试验确定宫颈黏液性状等，可推测不孕的原因

如以上检查皆正常而仍未怀孕的女性，可进行性交后试验。此试验要在预测排卵期内进行，事前2天内勿进行阴道用药或灌洗，禁欲5～7天。性交后平卧20分钟，在2小时内做检查。主要了解精子对宫颈黏液的穿透性、宫颈黏液的性状、精液的状况及性交是否成功。

如精子能穿透宫颈黏液，表明精子活动能力及黏性状态正常，黏液中无抗精子抗体。

内镜检查发现生殖系统疾病，可进一步查明不孕原因

对婚后3年以上不孕、盆腔检查有异常的女性，必要时可施行腹腔镜或宫腔镜检查，直接观察子宫、输卵管、卵巢有无病变；有无子宫腔黏膜下肌瘤、息肉、子宫畸形等，以进一步查明不孕的原因。

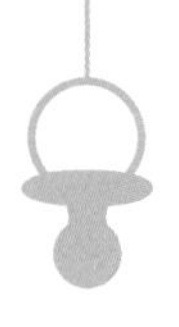

备孕父母的优生健康保健

备孕准妈妈要进行受孕咨询和疾病治疗

备孕准妈妈除了要去医院有关科室进行一次全面的身体健康状况检查外，还要进行必要的生育咨询，根据医生的要求和建议，或做进一步检查，或发现疾病积极进行治疗。最后，根据医生的意见，决定是否可以要孩子，以及何时可以要孩子。

• 心脏病患者受孕咨询

在孕前就已诊断为心脏病的患者在准备怀孕时，要进行一次较全面的客观检查，并咨询医生证实确实可以怀孕再做怀孕的准备；孕前还要预防上呼吸道感染，以免进一步加重心脏的负担。

• 糖尿病患者受孕咨询

糖尿病患者在受孕前应继续控制饮食，并停用所有口服降糖药物，还要密切观察体重的变化，若体重出现异常变化，应请产科和内分泌科专家检查。

• 肝炎患者受孕咨询

患有肝炎的备孕准妈妈在怀孕前要确定病情已经被控制，最好在病愈后半年再怀孕；在孕前还要加强营养，怀孕后要遵医嘱接种肝炎疫苗，以免传染给宝宝。

• 肾脏病患者受孕咨询

患肾脏病的备孕准妈妈怀孕要慎重，要在医生严密监测下妊娠；孕期按时检查，发现异常情况，及时采取措施。

• 结核病患者受孕咨询

患有结核病的备孕准妈妈，在结核活动期应严格采取避孕措施，并在医生指导下积极治疗，加强营养，待病情稳定2年后再考虑怀孕。

• 贫血患者受孕咨询

患有贫血的备孕准妈妈如果得不到及时治疗，怀孕后可能导致营养不良，加重贫血，甚至有胎宝宝宫内发育迟缓、早产或死胎的危险；对受孕后的准妈妈来说，还可能引起贫血性心脏病、心力衰竭、产后出血、产后感染等。因此，贫血的备孕准妈妈最好等到贫血治愈后再怀孕。

• 性传播疾病患者受孕咨询

女性孕前感染性传播疾病，未治愈就怀孕对母婴危害较大，不仅可导致胎宝宝发育迟缓，而且会垂直传染给胎宝宝。比如，孕前感染淋球菌，孕后易发生胎膜早破、早产及产后感染等；而且胎宝宝在分娩通过产道时还容易受到感染，引起淋球菌性结膜炎，导致角膜穿孔。

所以，备孕准妈妈孕前感染了性病要积极治疗，要等到症状全部消失，治疗后1～2周复查2次，均不再发现病菌后再准备怀孕。在未完全治愈之前，一定要避免怀孕。

遗传性疾病可提前防治

有些遗传性疾病患者由于所患的遗传病比较严重，生下的子女会有较大的发病概率，且无法治疗。要减少或防止遗传病患儿的出现，除了要在婚前做好理性择偶、开展遗传咨询、避免近亲结婚和坚持婚前检查以外，孕前还必须做好以下几个方面的工作。

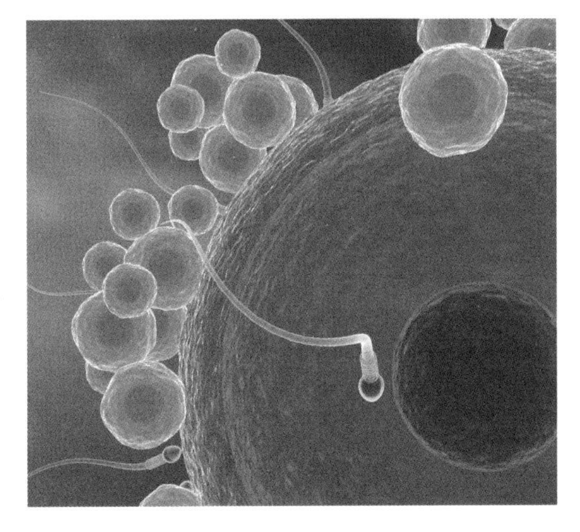

·基因检查

染色体异常或带有隐性致病基因而外表正常的人生育时，可把异常染色体或异常基因传给下一代。所以，夫妇在准备怀孕前，最好要进行基因检查。医生可以通过遗传咨询、分析及有关检查，查出携带者，再通过对携带者的医学指导，如选择不生育，可以避免遗传病患儿及携带者的出生。

·必要时，进行产前诊断

产前诊断又称宫内诊断，是利用现代医学技术了解胎宝宝在子宫内的生长、发育情况，检查胎宝宝是否可能患有先天性畸形、染色体病及某种严重的遗传病。经过产前诊断，可以选择人工流产，防止患儿的出生。

·重视胎前环境，防止污染

优良的胎前环境是胎宝宝孕育生长的土壤。胎前环境对胎宝宝发育的影响可以追溯到精卵交汇之时乃至交汇之前的品质，是父母准备孕育宝宝之前的精卵生成环境，它决定了精子和卵子的质量，而精子和卵子的质量决定了宝宝是否健康、聪明。

精子的质量，包含精子的发育成熟程度、精子的健全状态及精子的活动能力等。如男性每天吸烟达到30支，并持续1年以上，则精子的活动能力明显下降，胎宝宝的畸形率大于20%。这就要求，男性必须远离污染的环境，避免与有害物质接触，戒除烟酒等不良嗜好，及时治疗生殖器官疾病等。

卵子质量是由卵巢和输卵管的状态、功能决定的，如果卵巢发生病变如卵巢囊肿等，或输卵管出了问题如狭窄、堵塞等，都会严重影响卵子的发育成熟或转送运输。此外，环境中某些有害因素可直接对卵子产生影响，导致卵子发育不全，或引起遗传性突变，造成不孕，或使受精卵发育异常。比如，慢性铅中毒可导致女性不孕、流产、早产，或使婴儿发育迟缓及智力低下。

为了确保卵子能健全发育并顺利排出，以迎接精子的到来成功受孕，备孕准妈妈必须尽早对已有的妇科疾病进行治疗。同时，也要避免环境污染，做好孕前生育保健，远离工业污染、生活污染严重的环境，尽量避免接触致畸、致突变的有害因素。

提前安排产前检查

• 整个孕期一般进行9～13次产前检查

从发现怀孕起，准妈妈就要树立起定期做产前检查的观念。产前检查是按照胎宝宝发育和母体生理变化特点制定的，其目的是为了查看胎宝宝发育和准妈妈健康情况，以便及早发现问题，及早纠正和治疗，使准妈妈和胎宝宝能顺利地度过妊娠期。

整个孕期的产前检查一般要求9～13次。初次检查应在停经后3个月以内，以后每隔1～2个月检查一次；怀孕4个月至8个月末（21～32周），每月检查一次；9个月以后（33～36周），每2周检查一次；最后1个月每周检查一次。如有异常情况，必须按照医生约定的复诊日期去医院检查。

检查时医生会详细询问准妈妈以往月经周期和全面健康情况，比如，有无不正常的分娩史，这次怀孕的头2个月内是否患过病毒性流感或风疹，双方直系亲属中有无患遗传病、高血压或糖尿病病人，有没有对某种药物过敏史等。

调查、了解这些情况是十分必要的，因为这些情况对准妈妈和胎宝宝的健康都可能产生影响。如果准妈妈患有一般性疾病，如轻度贫血，服药和加强营养后即可治愈；如果准妈妈心、肺、肝、肾等重要脏器有较严重的不适宜妊娠的疾病，则可以及早采取人工流产等方法终止妊娠。

• 产前检查一定要定期进行

定期检查能连续观察、了解各个阶段胎宝宝发育和准妈妈身体变化的情况，例如胎宝宝在子宫内生长发育是否正常，准妈妈营养是否良好等，也可及时发现准妈妈常见的并发症，如妊娠水肿、妊娠高血压综合征、贫血等疾病的早期症状，以便及时治疗，防止疾病进展。此外，在妊娠期间，由于胎宝宝在子宫里是浮在羊水中的，胎位会经常变化，若发现正常的头位转成不正常的臀位时，就能适时纠正。

阻止感染，孕前注射五种常用疫苗

乙肝疫苗最佳注射时间：孕前9个月。中国是乙型肝炎高发区，母婴垂直传播是乙型肝炎重要传播途径之一。一旦传染给胎宝宝，他们中的85%～90%会发展成慢性乙肝病毒携带者，其中25%在成年后会转化成肝硬化或肝癌。如果备孕准妈妈没有感染过乙肝病毒，为预防怀孕后患肝炎，并使胎宝宝免遭乙肝病毒侵害，一定要在孕前进行乙肝疫苗接种。

按照0、1、6的程序注射，即从第一针算起，在此后1个月时注射第二针，在6个月时注射第三针。加上注射后产生抗体需要的时间，至少应该在孕前9个月进行注射。

甲肝疫苗最佳注射时间：孕前3个月。因为注射后大约需要3个月的时间，人体内才会产生抗体。甲肝病毒可以通过水源、饮食传播，而备孕准妈妈怀孕后，由于内分泌的改变和营养需求量的增加，肝脏负担加重，抵抗病毒的能力减弱，极易感染。

风疹疫苗最佳注射时间：孕前3个月。因为注射后大约需要3个月的时间，人体内才会产生抗体。备孕准妈妈若感染风疹病毒，可导致胎宝宝先天性心脏病，还可导致先天性眼病、血小板减少性紫癜、肝脾肿大、耳聋、痴呆等。最可怕的是，有2/3的风疹是隐性感染，也就是说，虽然备孕准妈妈已经感染了风疹病毒，却没有任何症状，这时怀孕胎宝宝将受到严重的损害。而接种风疹疫苗后，即可有效阻止风疹病毒的感染，从而保护胎宝宝不受侵害。

流感疫苗最佳注射时间：孕前3个月。这种疫苗属短效疫苗，抗病时间只能维持一年左右，且只能预防几种流感病毒，适合儿童、老人或抵抗力相对较弱的人群。对于有心脏病的备孕准妈妈可以根据自己的身体状况自行选择。

水痘疫苗最佳注射时间：孕前3个月。准妈妈早孕期感染水痘可导致胎宝宝先天性水痘或新生儿水痘；孕晚期感染水痘可能导致准妈妈患严重肺炎。所以，备孕准妈妈接种水痘疫苗有助于预防感染水痘。

PART 02

各种感觉来袭，你真的要做妈妈了

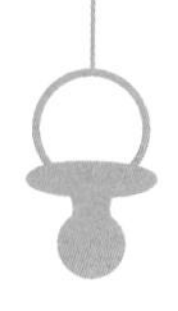

“中奖”后会有哪些提示信号？

停经现象

备孕准妈妈如果平时月经周期规律，一旦月经过期，就可能怀孕了。

那么，停经几天可以查早孕呢？一般情况下，月经延迟的最长时间是7天，也就是说如果在正常月经来潮时间过了7天以后还没有来月经，就可以查早孕了。对于经期不规律的备孕准妈妈，可以结合正常的月经周期来推算自己的月经推迟了几天。

如果月经过期1个月，怀孕就比较容易确定了。停经是妊娠的最早迹象，但不是妊娠的特有迹象。

基础体温测定

受精卵形成的1周之内，准妈妈身体还没有任何迹象。直到第2周后，准妈妈才能感到一点点迹象，诸如发热发寒、慵懒困倦等。即便在妊娠第一个月里，准妈妈的妊娠反应还是不明显。对大多数人而言，只有基础体温最能准确传达怀孕的信息。

正常妊娠早期的血清β-HCG水平（以下单位均为国际单位/升）

1周内，β-HCG：5～50	4～5周，β-HCG：1 000～50 000
1～2周，β-HCG：50～500	5～6周，β-HCG：10 000～100 000
2～3周，β-HCG：100～5000	6～8周，β-HCG：15 000～200 000
3～4周，β-HCG：500～10 000	2～3月，β-HCG：10 000～100 000

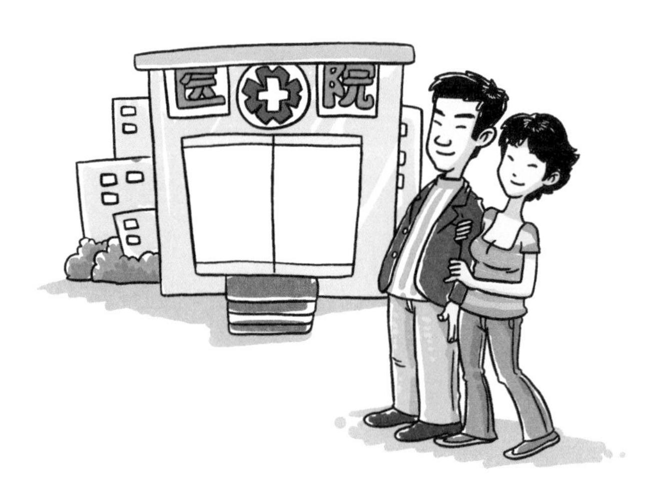

基础体温测定是查早孕最简单的方法。备孕准妈妈每天早晨醒后卧床测量体温，这时的体温称为基础体温。一般排卵前体温在36.5℃以下，排卵后孕激素升高，作用于体温中枢，使体温上升0.3～0.5℃。每天早晨持续记录体温的准妈妈，如果发现体温升高（37℃左右）持续2周以上，便应该想到怀孕了。

早孕反应

当然，妊娠的迹象因人而异，月经该来而过了数天仍未来的，是最明显的特征，但有些人还有其他特征。

有些准妈妈在月经过期不久（1～2周）就开始发生口味的改变，有些人突然嗜酸嗜辣，平常喜欢吃的东西现在不爱吃了，吃过一次的食品第二次就不想吃了，有些准妈妈甚至不想吃任何东西，或发生呕吐。

有些准妈妈乳房变得很敏感，稍微碰一下即痛，也比往常增大一些，并且变得坚实、沉重，有一种饱满和刺痛的感觉。仔细观察还可发现，乳头周围深褐色乳晕上的小颗粒显得特别突出。

有些准妈妈感到头晕目眩、发热、疲乏、嗜睡、精神萎靡、不安、易怒，或者腹部下方感到疼痛。

还有些准妈妈有尿频的现象，有的甚至每小时一次。

这些都是胎宝宝呼唤准妈妈的信号。

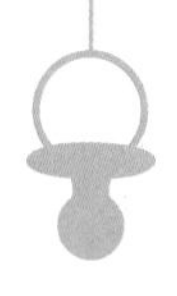

确认怀孕的各项检查

人绒毛膜促性腺激素（β-HCG）检查

孕卵着床后滋养细胞分泌HCG进入血或尿中。通过免疫学方法测定尿或血中的β－HCG的存在和含量，可以协助诊断早孕。

β－HCG即人绒毛膜促性腺激素，是测定准妈妈是否受孕最常使用的妊娠试验激素。完整的β－HCG全部是由胎盘绒毛膜的合体滋养层产生，β－HCG的主要功能就是刺激黄体，有利于雌激素和黄体酮持续分泌，以促进子宫蜕膜的形成，使胎盘生长成熟。

β－HCG在妊娠的前8周上升很快，以维持妊娠。大约在孕8周以后，β－HCG逐渐下降，到大约20周时相对稳定。通过血液定量检查β－HCG值，比用早孕试纸定性检测尿液，更灵敏、更准确，其准确率在99%以上。

一般正常人血清β-HCG测定值小于3.1国际单位/升，如果超过5国际单位/升就有受孕可能，如果超过10国际单位/升基本可以确定怀孕。孕后35～50天β－HCG可达到或大于2500国际单位/升。

流产检查

超声（B超）检查 一般在孕5～6周可见胎囊，孕6～7周可见胎芽。当临床尚无流产征象时，经超声检查即可发现枯萎孕卵。图像仅见一较大胎囊内为无回声区。

阴道细胞学检查 绒毛膜合体细胞在涂片中的出现倾向于发生流产。妊娠期阴道涂片中核固缩指数升高表示孕激素不足，流产将不可避免。

基础体温 早期妊娠应保持高温曲线，持续16周左右，逐渐正常。有流产先兆时如基础体温与正常妊娠相同，预后良好；若较正常妊娠降低者，预后不良。

激素测定 由于内分泌异常可能致流产，可根据不同情况测定激素，以判断流产的可能性。

B超检查诊断怀孕（特需人群）

B超检查是判断早孕最准确的方法。早孕B超检查可以看到孕囊大小、孕囊位置，还可以看到胎心和胚芽。B超检查一般在妊娠5周左右才能进行，因为那时孕囊才形成。

早孕B超检查还是判断宫内妊娠和宫外妊娠的好方法。通过早孕B超检查，一方面可以确诊是否怀孕，另一方面也可以诊断是否正常怀孕，判断是宫外妊娠还是宫内妊娠，胚胎是否存活，确定是否先兆流产或胎儿停止发育。

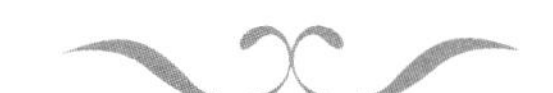

专家教你看懂产检报告单

流产

妇科检查异常提示可能流产

有停经史，有阴道流血，且子宫出血量一般较异位妊娠为多，提示：可能流产。

流血开始时为鲜红，一段时间后变为暗红色或褐色，伴有腹痛及其他排出物，提示：可能流产。

超声（B超）检查发现孕卵枯萎，提示：可能流产。

准妈妈妊娠不满28周，胎宝宝尚未具备独立存活能力而中断妊娠，称为流产，俗称“小产”。流产的主要症状是腹痛和阴道流血，这是胎盘剥离和子宫收缩造成的。但是这个过程却是变化多端的，因而流产的表现也不尽相同。

流产发生于孕12周前者，称为早期流产；发生于12周后者，称为晚期流产。流产大多有一定的发展过程，虽然有的阶段临床表现不明显，且不一定按顺序发展，但临床还是把流产划分为一些类型：先兆流产、难免流产、不全流产和完全流产。稽留流产为流产的一种特殊情况。习惯性流产是根据反复流产这一特点命名的。

先兆流产 有流产的表现，但经保胎处理后，可能继续妊娠至足月者。通常发生在妊娠早期，仅有少量阴道流血，伴发轻微的间歇性子宫收缩。检查时子宫口未开大，羊膜囊未破裂，子宫大小与停经月份相符，妊娠试验呈阳性。

难免流产（不可避免流产） 有先兆流产的症状，胚胎继续与子宫壁分离，流血时间长，出血量增多，超过正常月经量，且有血块排出，阵发性下腹部疼痛加剧，为痉挛性疼痛或有坠胀感。子宫口逐渐开大，妊娠月份较大时，有的羊膜囊已膨出或破裂；有的胚胎组织阻塞于子宫颈管中，甚至露见于宫颈外口，流产势必发生，妊娠已不能继续。

不全流产 常发生于较晚期妊娠，胎盘正发育或已形成，流产时胎儿及部分胎盘排出，胎盘或部分胎盘仍附在子宫壁上，子宫不能很好地收缩，以致阴道流血较多。残留的胎盘日久可形成胎盘息肉，反复出血，且易诱发感染。

完全流产 通过先兆及难免流产过程，在短时间内胚胎组织完全排出，流血、腹痛停止。

稽留流产 亦称过期流产或死胎不下。指胚胎停止发育后2个月尚未自然排出者。准妈妈多有早期妊娠先兆流产症状，此后子宫不再长大，反而逐渐缩小，且不像一般妊娠那样柔软。妊娠试验从阳性变为阴性，胎盘机化，与子宫壁紧密粘连，不易分离。另一方面，因性激素不足，子宫收缩力降低，不易排出而稽留宫腔。如怀疑胚胎停止发育，可用B超观察，及时做出诊断及处理。

习惯性流产 连续3次以上自然流产称为习惯性流产，且流产往往发生于同一妊娠月份，而流产的过程可经历前述的各种类型。

一般来说，引起准妈妈流产的原因有以下几种。

生殖器官疾病 如子宫颈口松弛或重度裂伤而引起的胎膜早破，会导致晚期流产。

病毒影响 准妈妈患有疾病，使细菌或病毒通过胎盘进入胎宝宝血液，使胎宝宝在子宫内死亡，造成流产。如准妈妈在怀孕后患感冒治疗不及时，病毒就可以从母体经胎盘侵入胎宝宝，促使子宫收缩而发生流产。

精神受到严重刺激等 准妈妈精神受到严重刺激、腹部受撞击、慢性中毒、孕期房事不节、母子血型不合等，都会引起流产。

流产当然是一件十分遗憾的事，但从遗传学的观点看，流产也并非坏事，它符合生命的自然规律。因为在流产的胎宝宝中，染色体异常的概率相当高。

先兆流产

血清黄体酮和血清β-HCG含量测定持续降低，提示可能有先兆流产

黄体酮持续降低，提示：先兆流产。

黄体酮是女性维持妊娠的必要条件，尤其对早期妊娠的支持十分重要。黄体酮维持在正常水平会使子宫肌纤维松弛，兴奋性降低，同时降低妊娠子宫对缩宫素的敏感性，怀孕的过程中减少子宫收缩，有利于受精卵在子宫内生长发育。保持黄体酮在正常水平非常重要，高浓度黄体酮对增大的子宫起着明显的镇静作用。孕早期，准妈妈体内的黄体酮应该是持续上升的。

血清β-HCG值表现为持续降低，提示：先兆流产。

准妈妈体内的血清β-HCG和黄体酮在妊娠期并不是一致的：黄体酮持续上升，而血清β-HCG在妊娠早期增长的速度非常快，1.7～2天即增长1倍，至妊娠6～8周达最高峰，一直持续到妊娠8周后迅速下降，然后保持一定的水平。

孕早期，准妈妈随着妊娠进展，血清β-HCG含量和黄体酮值一样应该逐渐增高。如果准妈妈体内的黄体酮和血清β-HCG值均表现为持续降低，往往预示着先兆流产。

先兆流产的原因一般有以下几点。

胚胎不健全 胚胎不健全是导致流产的最主要原因，这种原因所引起的流产，其实是一件好事。因为不正常的胎宝宝，如果真的足月产下，也会有畸形或异常。

准妈妈营养不良 有的准妈妈早期会出现严重的妊娠恶心、剧吐，以致极度营养匮乏，对胚胎的发育有很大影响，容易发生流产。

感染等其他原因 准妈妈患了流感、风疹等急性传染病，会由于高热、细菌病毒释放的毒素而致流产；脐带供氧不足、羊水疾病、胎盘病毒感染及某些妇科炎症等，会引起流产；早孕期间不恰当的性生活也易引起流产。

妊娠剧吐

尿常规和电解质等检查结果异常提示可能有妊娠剧吐

呕吐是妊娠的正常反应，如果反应剧烈，就需去医院就诊，诊断是否患妊娠剧吐。

- **尿常规**

尿酮体阳性，尿比重增加，有时尿中可出现蛋白质和管型，提示：妊娠剧吐。

- **血常规、电解质及肝肾功能检查**

血液浓缩，钾、氯浓度降低，肝肾功能出现异常及酸中毒，提示：妊娠剧吐。

如果准妈妈呕吐不限于晨起及饭后，而是反复发作，甚至不能进食，就会导致体液失衡及新陈代谢障碍，临床称为妊娠剧吐。妊娠剧吐可影响胚胎发育，甚至使胎宝宝停止发育，必须及早治疗。

异位妊娠

血β－HCG持续增速缓慢提示可能有异位妊娠

异位妊娠的早期诊断主要是检测人绒毛膜促性腺激素（β－HCG）。

β－HCG是妊娠时所分泌的特异性激素，β－HCG可用于协助诊断异位妊娠早期未破裂。

正常发育的绒毛所分泌的β－HCG量很大，血清β-HCG每两天增加的量大于66%，可以诊断为宫内妊娠；如果增加的量小于66%，则异位妊娠或宫内孕发育不良的可能性很大。

如果连续两次增加速度缓慢，表明异位妊娠或者胚胎发育迟缓；如果β－HCG值持续而明显地下降，比如今天是17，后天是15，再过两天是10，则表明胎儿已经死亡。

B超检查宫内未见孕囊提示可能为异位妊娠

B超检查宫内未见孕囊，提示：可能为异位妊娠。

孕早期用B超检测孕囊和胎心搏动可以帮助诊断异位妊娠。早期异位妊娠，B超显像可见子宫增大，但宫腔空虚，宫旁有一低回声区，孕囊位于子宫外，即可诊断为异位妊娠。

异位妊娠一般在怀孕1个月以上才能用B超检查出来。

异位妊娠的主要临床表现是停经、腹痛、阴道流血，异位妊娠包块破裂时可引起腹腔内出血，甚至导致失血性休克。如果准妈妈孕早期出现剧烈腹痛，必须及时就诊。

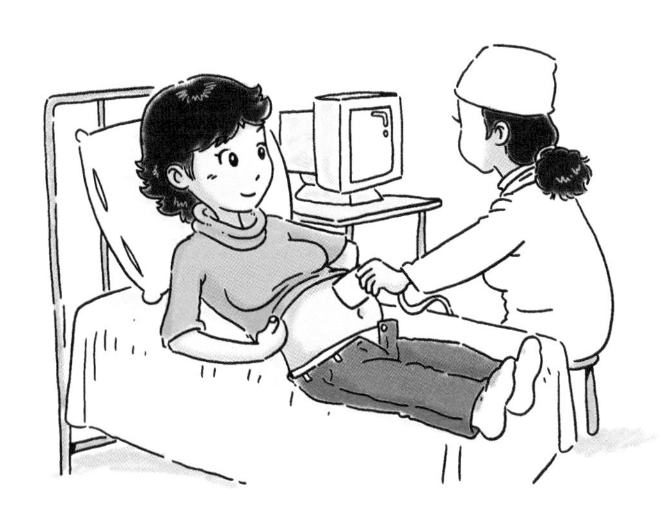

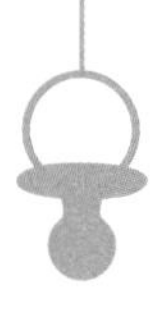

这时，你和宝宝是怎样的状态

妊娠1～2个月准妈妈开始呕吐了

受精卵形成的1周之内准妈妈身体还没有出现任何症状，直到第2周后，准妈妈才能出现一点点迹象，诸如发热发寒、慵懒困倦等。即便在妊娠第一个月里，准妈妈的妊娠反应还是不明显。每天早晨持续记录体温者，如果发现体温升高（37℃左右）持续2周以上，便应该想到是怀孕了。

妊娠4～5周，准妈妈胎盘绒毛组织所产生的人绒毛膜促性腺激素经由尿液排出，若能确定这种激素的存在，即表示已怀孕。大致上说来，大部分人都是因为呕吐而意识到怀孕的。

妊娠初期，准妈妈除了恶心之外，还会由于增大的子宫压迫到膀胱引起尿频等现象。同时，也常感到下腹坠胀。这些往往是由于妊娠而引发的正常生理现象，并无大碍，准妈妈不必担心。

怀孕的第2个月，负责输送营养给胎宝宝的胎盘、脐带等组织逐渐发达，若准妈妈不知道已怀孕而在生活中过分劳累，或做剧烈的运动，恐怕会引起流产。因此，要及早确定怀孕，同时不要忘了胎宝宝的存在。

妊娠1～2个月胎宝宝初具人形

最初，卵子与精子在母亲体内完成受精，准妈妈就开始了妊娠的全过程。受精卵只有0.1～0.15毫米大，一般受精卵在受精后7～11日着床。

受精卵受精后3周左右，胚胎即成胚子，其大小刚能用肉眼看到，长度为0.5～1厘米，重量不足1克。

此时的胚胎从外表上看身体是二等分，头部非常大，占身长的一半；头部直接连着躯体，有长长的尾巴，其形状很像小海马；胳膊、腿大体上有了，但因为太小还看不清楚；脑、脊髓等神经系统，心脏等循环器官的原型几乎都已出现。

心脏在第2周末开始形成，第3周左右开始搏动，同时将血液输送到全身各处，肝脏也从这个时期开始明显发育。

妊娠5周后，利用超声波可看到准妈妈子宫内白色环状的胎囊，已由直径10毫米发育成20毫米，胚芽约1毫米。

妊娠7周，胎囊增大至50毫米，胚胎约3厘米，重约4克。头部与躯体的形状已具备，长长的尾巴逐渐缩短，头和躯干也能清楚区别，大体上像个人形了。

妊娠8周，头部与躯干可以颈部作为关节而前后左右弯曲伸展；手、脚并未发育完成，但已分明，甚至五个手指及脚趾都有了，连指头上长指甲的部分也能看得出来，手、脚与头部、躯干开始活动；眼睛、耳朵、嘴也大致出现了，已经像人的脸了；胃、肠、心脏、肝脏等内脏的基础已基本完成；约80%的脑、脊髓神经细胞已出现；心脏的跳动是130～150次/分钟，肝脏在明显地发育。

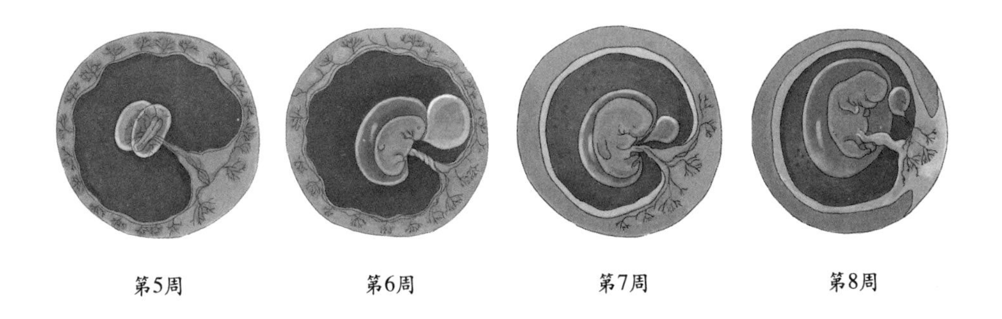

第5周　　第6周　　第7周　　第8周

缓解孕早期不适有办法

• 孕早期尿频时，晚饭后尽量少喝水

尿频是早孕期间大多数准妈妈的常见症状，在怀孕初期出现尿频主要是因为增大的子宫压迫膀胱而导致的，到目前为止还没有特别好的办法来控制这种

情况的发生，唯一可行的就是控制饮水量。为了避免夜间频繁上厕所影响睡眠，准妈妈在晚饭后要尽量少喝水，临睡前2小时内不要喝水。

• 孕早期胃部不适，可以少吃多餐

怀孕早期，由于胃肠道活动减弱而引起令人不舒服的腹胀。为缓解胃部不适的感觉，准妈妈可以采取少食多餐的进餐原则，一天可进食4～5次，尽量减少胃内食物存储量，以少量多餐方式满足机体需要；不要吃很酸的、辛辣的、味道浓烈的食物，不要喝碳酸饮料，以免刺激胃液分泌，加重胃灼痛。

另外，饭后立即卧床、进食过多或摄取过多脂肪及油炸食品都不可取，因为这些都会加剧胃灼热症状。

• 孕早期出现眩晕，要及时补充食物

孕早期，许多准妈妈有眩晕现象，这可能是由于准妈妈血液被稀释引起的生理性贫血或低血糖造成的；如果在拥挤、空气不流通、人群集聚的场所，准妈妈眩晕加剧甚至晕倒，可能是准妈妈出现低血压状态有关。

如果准妈妈是由于血糖低引起的眩晕，一般情况下是与进食间隔时间过长有关，只要少食多餐，及时补充食物就可以迅速升高血糖，避免或缓解眩晕；如果准妈妈是由于改变体位引起的眩晕，最好不要突然站起，可缓缓改变姿势，慢慢站起来。

• 孕早期出现便秘，要多吃富含膳食纤维的食物

在孕早期还有一件让准妈妈不适的问题，那就是便秘。便秘可能是因为激素作用于肠道的肌肉，使之松弛，使排泄能力下降造成的。

要避免便秘，准妈妈就要多吃含有较多膳食纤维的食物，比如，多吃水果和蔬菜，尤其是香蕉，每天可以喝水8～10杯；养成定时排便的习惯；并坚持每天适量运动，以维持良好的肠道功能。

PART 03

孕3月，找家合适的医院建档吧

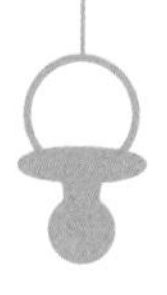

这时，你和宝宝是怎样的状态

妊娠3个月准妈妈肚子还没动静

受精卵形成的1周之内，准妈妈身体还没有出现任何症状。即便在妊娠第一个月里，准妈妈的妊娠反应还不是很明显。对大多数准妈妈而言，只有基础体温最能正确传达怀孕的信息，而大部分准妈妈都是因为呕吐而开始留意到怀孕的。

有些准妈妈怀孕之后，感到头晕目眩、发热、腹部下方疼痛或感到不安、易怒，乳房变得很敏感，稍微一碰即痛，这些都是胎宝宝呼叫准妈妈的信号。

不过，这一阶段，准妈妈的身体上没有太大的变化，肚子还没有动静，大多数人并没有“作为母亲”的实质性感觉。此时，只有用超声波才能看到胎宝宝的动态、状况等。

怀孕后仍继续工作的准妈妈们，这时就必须一面克服孕早期的反应，一面创造良好的工作条件，如不要提重物，不要让自己受风受寒，不要匆忙赶车，不要过于疲劳，以使胎宝宝有个良好的生长环境，也使准妈妈的身体反应减小到最低程度。

妊娠3个月胎宝宝全身器官大致形成

其实，只有到了准妈妈怀孕3个月，胚胎才真正转变成胎宝宝。

接下来的1～2两周，胎盘开始发育，制造出各种激素。脐带将把从准妈妈的血液中摄取到的足够养分传递给胎宝宝，同时将胎宝宝产生的代谢废物输送至母体，排出体外。

怀孕第9周末，胎宝宝的全身器官大致已出现，中枢神经系统发育迅速，首先是背后的脊髓神经在功能上出现分化、成熟，肌肉或脊髓的末梢神经等要到以后才渐渐长成，胎宝宝的大脑在母体内平均每天产生5000～6000万个神经细胞。

怀孕第10周，人形更加清晰，尾巴消失，躯干和腿都长大了，下颌和脸颊更加发达，长出了眼、耳、口、鼻子、牙根等，眼睛上已长出眼睑；手指和脚趾完全分开，部分骨骼开始变得坚硬，手臂和腿开始活动。

怀孕第11周，通过透明的皮肤，可以看到胎宝宝胸部、腹部的内部器官；心、肝、胃、肠等更加发达，肝脏开始分泌胆汁；肾脏也渐发达，已有了输尿管，肾脏分泌尿液到膀胱，胎宝宝可进行微量排泄了。

到了怀孕第12周末，胎宝宝身长可达到9厘米，体重约28克。和怀孕2个月时相比，增长了3.4倍以上。胎宝宝在身体构造上已具备了头部、胸部、腹部等外形，头部长度为身长的1/3。这个阶段的胎宝宝会经常活动，伸伸手脚，头部一会儿靠左、一会儿靠右、一会儿转动，全身像虾一样弯曲、伸缩、跳跃，有时动作慢，有时动作快，并在羊水中步行、活动。外生殖器已经产生。

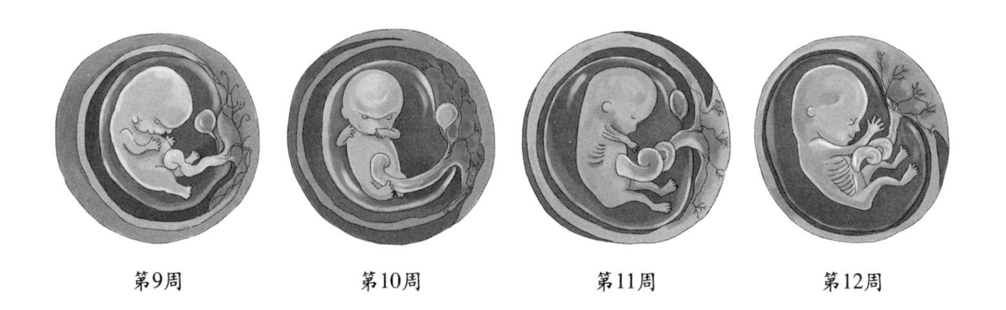

第9周　　第10周　　第11周　　第12周

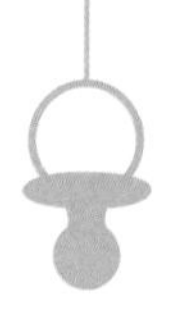

孕3月产检重点：排除不良妊娠

血β-HCG含量测定

妊娠不同时期以及各孕妇之间血清β-HCG绝对值变化大，一般非孕妇女血清β-HCG<10国际单位/升，妊娠期间血清β-HCG水平在妊娠最初2个月每1.7～2天升高1倍。

β-HCG在正常妊娠开始时量少，而在孕6～8周时达高峰，持续10天左右迅速下降。大约20周时达到相对稳定的水平，维持到分娩，并在产后迅速回落。因为妊娠不同时期及不同准妈妈之间绝对值变化很大，没有可比性，需要间隔一段时间再次复查数值变化，进行自身的比较。

对于多胎妊娠、宫外孕、胚胎发育迟缓、葡萄胎、某些内分泌疾病或肿瘤等，将血液β-HCG值结合临床情况及其他检查结果综合分析，往往可以得出正确判断。

β-HCG的检查对早期妊娠诊断有重要意义，对与妊娠相关疾病、滋养细胞肿瘤等疾病的诊断、鉴别和病程观察等有一定价值。

超声（B超）检查排除不良妊娠

准妈妈在整个孕期的检查中，一般需要进行4次超声（B超）检查。

第1次，孕12周前：早期排除胎儿畸形和不良妊娠。

第2次，孕18～20周：筛查畸形胎儿。

第3次，孕30周左右：检查有无胎盘和羊水问题，检查胎儿宫内发育情况。

第4次，孕37～40周：确定最终的胎位、胎儿大小、胎盘成熟程度、羊水量等，进行临产前的最后评估。

孕期准妈妈如果出现特殊情况，不仅仅限于4次，可随时加做超声（B超）。

第1次产检，如果准妈妈孕早期出现阴道出血、单项HCG高值，可结合B超检查，排除或确定不良妊娠，如葡萄胎等。

微量元素检查

根据科学研究，到目前为止，已被确认与人体健康和生命有关的必需微量元素有16种，即铁、铜、锌、钴、锰、铬、硒、碘、镍、氟、钼、钒、锡、硅、锶、硼，每种微量元素都有其特殊的生理功能。尽管它们在人体内含量极小，但它们却有参与体内各种酶或激素的合成、调节人体各种生理功能的作用，对于胎宝宝的生长发育同样也是必不可少的。

缺乏微量元素，会影响胎宝宝的体重增长，妨碍胎宝宝各个器官的发育，早产、流产、死胎、低出生体重儿也会增加。出生后则表现为先天不足、发育迟缓、智力低下等多种病症。准妈妈检查微量元素，可以及时补充，有利于胎宝宝的健康发育。

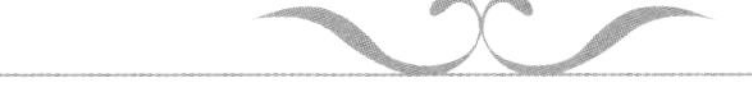

专家教你看懂产检报告单

葡萄胎

孕14周后血清β-HCG值仍为高值提示可能是葡萄胎

葡萄胎因滋养细胞增生，产生大量的β-HCG，血中的β-HCG浓度通常远高于正常妊娠相应孕周β-HCG值，且持续为高水平。

单项β-HCG高值，结合临床和B超检查，可用于葡萄胎的诊断；如做阶段性随诊定量检查β-HCG，在孕14周后β-HCG仍为高值，则诊断可更为明确。

B超检查见大小不等的暗区提示可能是葡萄胎

葡萄胎在B超检查时可见宫腔内有多个不规则的大小不等的液性暗区，子宫的大小明显大于停经月份，无妊娠囊和胎心搏动。大多数患者可经超声检查确诊。

绒毛膜上皮癌

葡萄胎清宫后，尿或血β-HCG仍高值提示可能是绒毛膜上皮癌

人绒毛膜促性腺激素的测定对诊断本病有重要参考价值。凡是产后或流产后，尤其是葡萄胎后，尿或血清β-HCG值高于正常，且阴道流血持续不断，血量多少不定，有时亦可先出现一时性闭经，然后突然阴道出血；子宫复旧不良，宫体较大且软；出现胸痛、咳嗽、咯血等症状，即应考虑为绒毛膜上皮癌。

X线胸片有阴影提示可能是绒毛膜上皮癌

X线胸片检查可见片状、棉絮状、结节状阴影，提示可能为绒毛膜上皮癌肺转移。

葡萄胎清宫找到绒毛膜上皮癌细胞提示绒毛膜上皮癌

葡萄胎刮出物病理检查，仅见大量滋养细胞及出血坏死，若见到绒毛，则可排除绒毛膜上皮癌的诊断；病理结果阴性者亦不能排除绒毛膜上皮癌；找到绒毛膜上皮癌细胞，即可确诊。

绒毛膜上皮癌（绒癌）是起源于胚胎性绒毛膜的恶性肿瘤，是一种少见的恶性肿瘤，它常发生于子宫，但子宫并非唯一的原发部位。与妊娠有明显的关系，约50%的绒毛膜上皮癌发生于葡萄胎以后。

绒癌的转移途径以血行转移为主，最常见转移部位为肺，可达60%~80%，其次为阴道和脑。如不及时治疗，患者往往于1年内死亡。

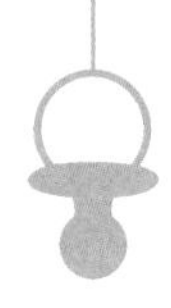

每月必做的常规检查

血常规、尿常规和肝肾功能等常规项目检查

从怀孕3个月准妈妈进行第一次产检开始，以后的每一次产检都要进行常规检查，包括体格检查，测量体温、身高、体重、血压和心率等，常规项目检测，包括血常规、尿常规、肝肾功能、妇科检查、胎心测量等，以便了解准妈妈和胎宝宝的发育状况和营养情况，以及孕期中出现的异常情况。根据孕程的进展，每次产检都有不同的检查、监测重点，有时还要根据准妈妈个体情况的不同，增加特殊项目的检测。

骨盆外测量

产道包括骨产道和软产道，骨产道就是指骨盆。骨盆是胎宝宝娩出时必经的通道，所以骨盆的大小和形态与分娩有很大关系。

如果准妈妈骨盆入口平面狭窄，容易发生胎位异常，分娩过程中常引起继发性子宫收缩乏力，导致产程延长或停滞；如果准妈妈中骨盆平面狭窄，产程中影响胎头内旋转，胎头长时间嵌顿于产道内，会因缺血缺氧使胎宝宝颅内出血，导致胎宝宝窘迫甚至死亡；或导致胎膜早破，在手术助产中会增加感染的概率，易发生新生儿产伤及感染，严重者可导致子宫破裂，危及准妈妈和胎宝宝的生命。

为预防准妈妈骨盆狭窄给分娩造成的危害，准妈妈做产前检查时，医生要通过对骨盆的测量来了解骨盆的大小和形状，判断能否自然分娩。测量骨盆有外测量和内测量两种。初孕准妈妈及有难产史的准妈妈，在初次产前检查办理

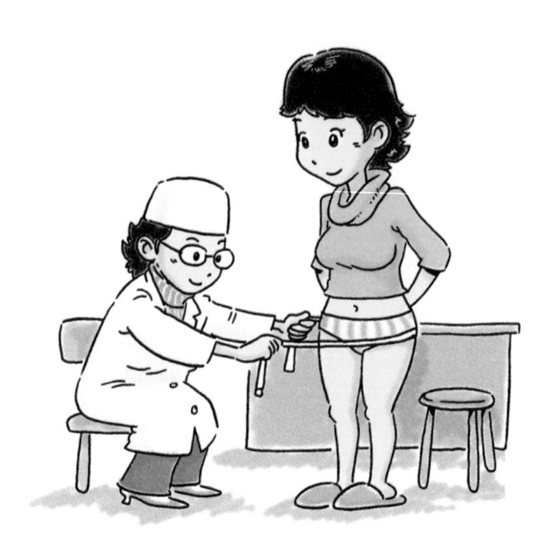

孕妇保健卡（册）时，均应做骨盆外测量及检查。如果准妈妈在骨盆外测量中发现异常，就应进行骨盆内测量，骨盆内测量一般在孕28～34周进行。

骨盆外测量是用一把特制的尺子从体外测量骨盆的大小，这种方法简便易行，可以间接判断骨盆的大小及形状。

髂棘间径 准妈妈伸腿仰卧在床上，测量两髂前上棘外缘的距离。正常值为23～26厘米。

髂嵴间径 准妈妈伸腿仰卧在床上，测量两髂嵴外缘最宽的距离。正常值为25～28厘米。

骶耻外径 准妈妈左侧卧位，右腿伸直，左腿屈曲，测量第5腰椎棘突下至耻骨联合上缘中点的距离。正常值为18～20厘米。

出口横径（坐骨结节间径） 准妈妈仰卧在床上，两腿弯曲双手紧抱双膝。测量时检查者面向准妈妈外阴部，触到坐骨结节，测量两坐骨结节内缘间的距离。正常值为8.5～9.5厘米。

耻骨弓角度 准妈妈仰卧在床上，两腿弯曲双手紧抱双膝。测量者用左右两拇指尖斜着对拢，放置于耻骨联合下缘，左右两拇指平放于耻骨降支上面。测量两拇指间的角度，正常值为90°。

体重测量

怀孕初期身体开始出现许多变化，体重应该从此时开始监测管理。胎宝宝长大、羊水增多、胎盘增大、子宫增大、乳房增重、血液及组织液增多、母体脂肪增加，都是准妈妈孕期体重增加的原因。准妈妈体重正常增加，是营养良好的重要指标。

一般而言，使用体重指数评估准妈妈的营养状况比较准确，体重指数（BMI）=体重（kg）/身高的平方（m^2）。体重指数的评估标准：

体重指数<18，孕期体重增长以15～17.5kg为宜。

体重指数在18～24，孕期体重增长以12.5kg为宜。

体重指数>24，孕期体重增长以不超过12.5kg为宜。

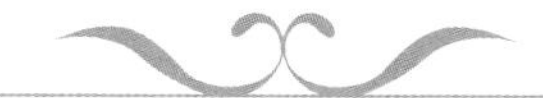

专家教你看懂产检报告单

感冒

血常规检查结果异常提示可能的感冒类型

- **白细胞计数及分类**

白细胞计数（WBC）高值时，提示：可能有急性感染、组织损伤等。白细胞总数的增高视感染范围、严重程度及机体反应情况而有所不同。

白细胞计数（WBC）低值时，提示：可能有各种感染，如病毒感染（肝炎、感冒、风疹），细菌感染（伤寒、波状热）。病毒感染是最常见的原因之一，尤其是病毒性感冒。如无明确原因的白细胞减少，为原发性白细胞减少症。

中性粒细胞（GRN）高值时，提示：急性化脓性细菌感染等，如金黄色葡萄球菌、肺炎链球菌等。常见于细菌性感冒。

由于中性粒细胞在白细胞中所占百分率最高（50%～70%），因此它的数值增减是影响白细胞总数的关键。轻度感染时白细胞总数可正常，分类时可见中性粒细胞百分率增高；中度感染时白细胞多>10×10^9/升并可伴轻度核左移；重度感染时白细胞明显增高，>20×10^9/升并出现明显的核左移。

感染过于严重，如感染中毒性休克或机体反应性较差时，白细胞不增高反而减少且伴有严重的核左移。

中性粒细胞（GRN）低值时，提示：某些革兰阴性杆菌（如伤寒、副伤寒沙门菌）感染及病毒感染（无并发症时），或再生障碍性贫血及非粒细胞性白血病等。

嗜酸性粒细胞（EOS）高值时，提示：可能有过敏性疾病，如支气管哮喘、血管神经性水肿、风疹、食物过敏、血清病等。

嗜酸性粒细胞（EOS）减少，一般意义不大。常见于伤寒、副伤寒初期，或长期应用肾上腺皮质激素后。

嗜碱性粒细胞（BAS）高值时，提示：慢性粒细胞性白血病。

嗜碱性粒细胞（BAS）减少，一般意义不大。

淋巴细胞（LYM）绝对值增多时，提示：可能有某些病毒或细菌所致的传染病，如风疹、流行性腮腺炎、结核病、百日咳、传染性单核细胞增多症、传染性淋巴细胞增多症、淋巴细胞白血病等。

淋巴细胞（LYM）绝对值减少时，提示：可能是某些传染病的急性期、放射病、应用肾上腺皮质激素、抗淋巴细胞球蛋白治疗、淋巴细胞减少症、免疫缺陷病等。

单核细胞（MID）高值时，提示：可能是某些细菌感染，如伤寒、结核、疟疾、亚急性感染性心内膜炎、急性感染的恢复期等。

单核细胞（MZO）减少，一般意义不大。

感冒一般分为病毒性感冒和细菌性感冒，其主要区别是致病因素不同，病毒性感冒是由于病毒所致，而细菌性感冒是由于细菌所致。

病毒性感冒有：普通感冒、流行性感冒和病毒性咽炎等。细菌性感冒有：

临床检验结果报告单

门诊化验室　　检验编号：　　流水号：

姓　名：　　登记号：01024094　　科　　室：产科东门诊　　采样日期：2011-03-18年　　龄：29岁

性　别：女　　病　区：　　申请医师：　　采样时间：13:55　　出生日期：

病案号：　　床　号：　　申请日期：　　标本种类：指尖血　　初步诊断：

检验项目	英文对照	结果	单位	参考值	检验项目	英文对照	结果	单位	参考值
*白细胞计数	WBC	6.83	*10^{9}/L	4.00-10.00	血小板体积分布宽度	PDW	10.1 L	%	15.5-18.1
*红细胞记数(全血)	RBC	3.58	*10^{12}/L	3.50-5.00	中间细胞群	MO	8.2 H	%	3.0-8.0
*血红蛋白	HGB	109 L	g/L	110-150	中间细胞群的绝对值	MO#	0.56	*10^{9}/L	0.20-0.70
*红细胞比积	HCT	35.5 L	%	37.0-43.0	粒细胞群	GR	69.0	%	50.0-77.0
*平均RBC体积	MCV	99.2 H	fL	82.0-95.0	粒细胞群的绝对值	NE#	4.71	*10^{9}/L	2.00-8.00
*平均RBC血红蛋白含量	MCH	30.4	pg	27.0-31.0	淋巴细胞群	LY	21.4	%	18.0-47.0
*平均RBC血红蛋白浓度	MCHC	307 L	g/L	320-360	淋巴细胞群的绝对值	LY#	1.46	*10^{9}/L	1.00-3.30
*血小板计数	PLT	290	*10^{9}/L	100-300	嗜酸细胞群	EO	1.3	%	0.5-5.0
红细胞分布宽度	RDW	13.7	%	11.0-16.5	嗜酸细胞群的绝对值	EO#	0.09	*10^{9}/L	0.00-0.40
血小板比积	PCT	0.270	%	0.114-0.282	嗜碱细胞群	BA	0.14	%	0.00-0.20
平均血小板体积	MPV	9.2 L	fL	9.4-12.5	嗜碱细胞群的绝对值	BA#	0.01	*10^{9}/L	0.00-0.20

备注：　　签字：

▲ 血常规报告单

细菌性扁桃体炎等。检查血常规可以准确判断出感冒的类型。

病毒性感冒的血常规表现为：白细胞一般不升高，中性粒细胞百分比下降而淋巴细胞百分比升高。

细菌性感冒的血常规表现为：白细胞总数升高，中性粒细胞百分比升高而淋巴细胞百分比降低。红细胞系统和血小板一般没有太大变化。这时准妈妈会发热、头痛、咽痛、咳嗽。如果不及时治疗，会引发支气管炎、肺炎等。细菌性感冒可由病毒性感冒转化而来，也可能一开始就是细菌性感冒。

病毒存在于患者的呼吸道中，患者咳嗽、打喷嚏时经飞沫传染给别人。普通感冒，俗称伤风，是由鼻病毒、冠状病毒及副流感病毒等引起。这些普通感冒较流行性感冒传染性要弱得多，一般人在受凉、淋雨、过度疲劳后，因抵抗力下降容易得此病。得此类感冒的人，如果抵抗力强，常常可以自愈，一般是3～7天。流行性感冒极易传播，一般在冬春季较多，有20%～40%的人会传染上流感，所以备孕准妈妈和孕妇一定要注意隔离和治疗。

血脂高

血常规检查结果异常提示血脂高

总胆固醇和三酰甘油高值时，提示：肥胖准妈妈需要警惕心脑血管疾病过早出现。

总胆固醇或三酰甘油数值就是人们所说的血脂的指标。

高脂血症是引起冠心病的主要原因之一。高脂血症本身多无明显的症状，不做血脂化验很难被发现。

一般都以为高脂血症是老年人的疾病，其实，由于人们饮食结构的变化、脂肪摄入过量、生活不规律、缺乏锻炼等，许多年轻人会提前出现高血脂症。高脂血症对身体的损害是一个缓慢的、逐渐加重的隐匿过程，高脂血症患者如果吸烟，同时有高血压，就会加速动脉粥样硬化的进程，导致血管狭窄和阻塞，严重者会突然发生脑卒中（中风）、心肌梗死，甚至死亡。

痛风

肝肾功能检查结果异常提示可能有痛风

尿酸高值时，提示：有痛风可能。肥胖准妈妈尤其要注意。

尿酸是指人体内嘌呤代谢的最终产物。如果体内积聚过多尿酸，造成代谢失调，就是尿酸过高。一般来说，长期高尿酸会引起痛风，但并不是所有的尿酸过高都是痛风。如果运动时间过长而没有及时喝水，抗利尿激素分泌，使尿液中的水分减少；食用含有大量嘌呤的食物，如红肉、动物内脏等，都会使尿酸浓度短时增高，但是属于正常现象，无须紧张。

肾脏疾病、年龄过大引起的器官老化、痛风、血液病、高血压、肥胖、糖尿病、铅中毒等都会引起尿酸增高。所以，当肥胖准妈妈血尿酸过高时，应该先请医生确认尿酸过高的原因，再适当治疗。

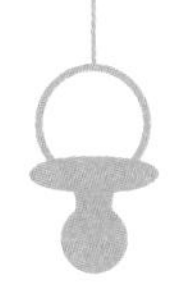

本月妈妈可能想知道的事情

及时补充不足的微量元素

•补铁

铁是重要的造血原料，胎宝宝通过胎盘的主动转运作用从母体血浆中摄取铁。准妈妈妊娠期对铁的需求量明显增加。如果准妈妈体内的铁不够，可造成准妈妈缺铁性贫血，严重者可导致胎宝宝出生时贫血，准妈妈生产时易出现低热或出血等并发症，且产后体能恢复缓慢，新生儿易感染、抵抗力差、生长发育落后。

为避免由于铁摄入量不足而造成的缺铁性贫血，准妈妈要经常食用含铁丰富的食物，如动物肝脏、肉类、虾、蟹、豆类、海藻类等。

食物中铁的营养价值与吸收率有关，动物性食物中的铁比植物性食物中的铁更容易被人体吸收。如果将含铁丰富的食物与蛋白质及维生素B_{12}一起摄取，铁的吸收会更好。

•补锌

锌是人体多种酶的组成成分或激活剂，主要参与脱氧核糖核酸（DNA）和蛋白质的生物合成，对胎宝宝大脑的生长发育起着不可忽视的作用，严重缺锌可引起先天性畸形，尤其是神经系统畸形。所以，准妈妈应多摄入富含锌的食物。含锌较多的食物有牡蛎、蚌、贝类、海带、黄豆、扁豆、麦芽、黑芝麻、紫菜、南瓜子、瘦肉等。

• 补碘

碘大部分以甲状腺球蛋白的形式储存于甲状腺之中，是合成甲状腺素的重要原料，能促进蛋白质合成，作为酶的激活剂活化100多种酶。妊娠后甲状腺素分泌增加，碘的需要量也增加。在胎宝宝大脑和神经形成的特定时期，若碘元素及甲状腺激素缺乏，则会造成大脑皮质中主管语言、听觉和智力的部分不能完全分化和发育。宝宝出生后，表现为不同程度的聋哑、痴呆、身材矮小、痉挛性瘫痪、智力低下、小头畸形等。

准妈妈怀孕期间补充碘对胎宝宝脑发育有促进作用。准妈妈在日常饮食中要食用碘盐，经常吃一些富含碘的食物，如紫菜、海带、裙带菜、海参、蚶、蛤蜊、蛏子、干贝、海蜇等，可以改善体内碘缺乏状况。

• 补铜

铜也是人体许多酶的组成部分。准妈妈缺铜将影响胚胎及胎宝宝的正常分化和发育，导致先天性畸形。表现为胎宝宝的大脑萎缩，大脑皮质变薄，心血管异常，大脑血管弯曲、扩张，血管壁及弹力层变薄，并可导致羊膜变薄而发生胎膜早破、流产、死胎、低出生体重儿、发育不良等异常情况。

由于铜在人体内不易存储，所以准妈妈最好每天摄取。动物肝脏富含铜，准妈妈多吃动物肝脏能适时补铜。此外，水果、海产品、紫菜和巧克力都含有较丰富的铜，粗粮、坚果和豆类等也能为人体补铜。

特别要提醒的是：虽然微量元素缺乏对胎宝宝生长发育不利，但也不是摄入越多越好。准妈妈每天摄入的微量元素数量要适当，而且体内微量元素之间必须保持平衡，否则会损害身体，影响其他微量元素的吸收和利用。

孕早期不宜进行牙科治疗

从牙科治疗的安全性考虑，牙科治疗应尽量避免在怀孕的初期进行。牙齿若有不适可请牙医做暂时性且不影响胎宝宝的处理。这是因为怀孕初期正是胎宝宝重要器官（手、脚、脑脊髓神经系统、牙齿等）形成的3个月，如果服药不当，或是接受大剂量的放射线照射，可能会造成自然流产或胎宝宝畸形。所以，大多数牙科医师在此时只做暂时性处理，不会做太过激烈的处置。如果此期间必须牙科治疗，也请准妈妈放松心情，安心接受治疗，因为牙科医师会尽量减少X线辐射量，以及不必要的药物和感染机会。

孕早期用药须谨慎

任何药物都有其治疗疾病的有益一面，又有其不良影响的一面，所以准妈妈孕期选择用药，尤其是孕早期用药，一定要考虑到具体药物对胎宝宝的不良影响。

・孕期用药原则

准妈妈用药的原则是：妊娠期少用药或不用药；任何药物的应用应在医生指导下进行；妊娠期间有并发症，或者并发症必须使用某种药物而该药物又对胎宝宝有害时，则应终止妊娠；禁忌擅自用药。

有些避孕药对胚胎的负面影响也要引起准妈妈足够重视。为慎重起见，一定要按怀孕计划时间提前6个月以上停服避孕药，待体内残留的避孕药物完全排出体外后再怀孕。

如果在服避孕药期间怀孕，最好采取人工流产措施，以确保不生下先天性畸形儿。

・孕早期感冒谨慎用药

孕早期，胎宝宝对药物的敏感性极高，也叫敏感期。而此时恰处于胚胎和胎宝宝各器官形成、分化、迅速发育阶段，药物可能对胎宝宝的某些器官和系统造成严重影响，比如先天性畸形。因此，准妈妈在此阶段服用感冒药必须十分谨慎，尤其不能服用对胎宝宝大脑发育有影响的感冒药；确实需要服用感冒药，也一定要在医生指导下服用。

办理孕妇保健手册

有的医院可能会在第一次产检时，向准妈妈提出关于建立孕妇保健手册（卡）的相关事宜，但是一般情况下，医生不会在第一次产检时要求准妈妈马上建立孕妇保健手册，而是在妊娠3个月后，准妈妈确定了产检和分娩医院再办理相关事宜。

准妈妈在办理保健手册时，应带好户口本、准生证，在户口所在地的妇幼保健机构办理。在建立孕妇保健手册时，应进行一次包括血常规、尿常规、肝功能、肾功能、B超、体格检查等项目的全面身体检查。有心脏病病史的准妈妈还要加查心电图等项目。

准妈妈在办理好孕妇保健手册后，可到选定医院建档。

准妈妈怎么选择合适的医院

准妈妈选择医院时，要考虑以下几点。

首先，最好选择一级以上的医院。其次，如果怀孕时伴有异常或出现严重并发症的准妈妈，最好能选择综合性医院。再次，考虑居住的位置，医院最好离住所较近，检查较方便。有关妇幼保健院和综合性医院的优势分析如下。

• 专业性较强的妇幼保健院

从硬件和医生专业技术水平上来说，妇幼保健院可能比一般综合性医院更为专业。一些中型妇幼保健院所配置的妇产科医疗器械比一般大型综合医院更齐全，比如孕期的B超检查、唐氏筛查等所需医疗器械。专业的产科医院，产妇们所得到的饮食及护理照料更适宜。新生儿出生后，可以在妇幼保健院接受按摩抚触。

• 综合性医院的优势

科室齐全、各科专业人员全、技术水平高是综合性医院的优势。对于那些原来就有慢性疾病和容易出现异常并发症的孕妈妈来说，在综合性医院各科室会诊和处理病情比较方便。

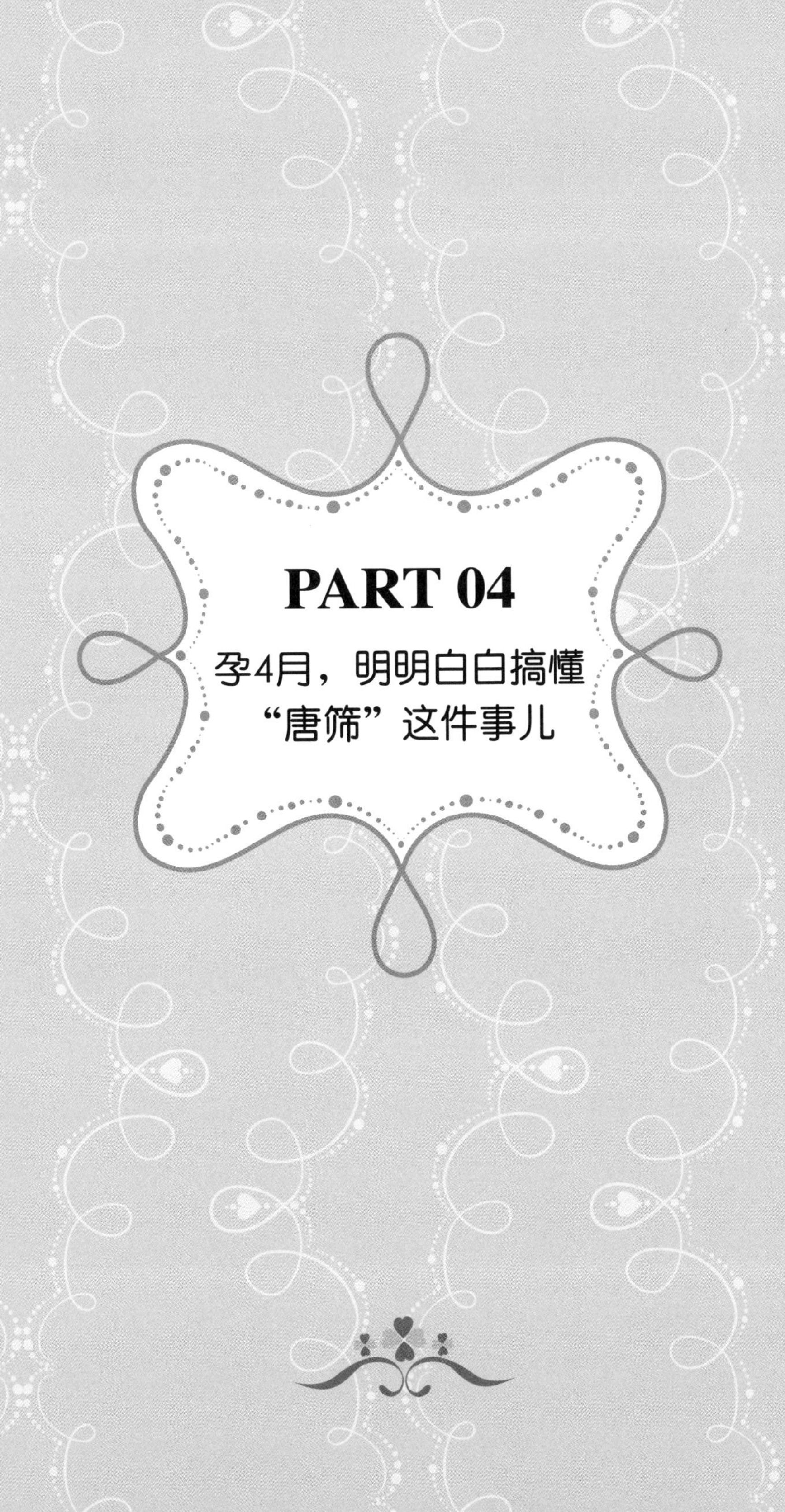

PART 04

孕4月，明明白白搞懂“唐筛”这件事儿

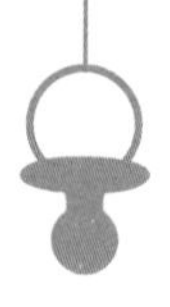

这时，你和宝宝是怎样的状态

妊娠4个月准妈妈肚子微微突起来了

这个时期，准妈妈腹部微凸，乳房明显变大。由于子宫也开始变大且多尿、骨盆充血，进而影响乙状结肠、直肠，准妈妈常常会发生便秘。

此时，准妈妈要保持乳头洁净，并擦上乳霜。若发现乳头凹陷，特别需要注意清洁问题，并请教医生及时纠正，为日后哺乳做好准备。注意在妊娠早期不要过分刺激乳房，防止子宫收缩而造成流产。

妊娠4个月时，妊娠的早期反应已渐渐过去，这时准妈妈会将心思逐渐放到腹中的胎儿上，慢慢会产生各种各样的猜测和担心：孩子是否有缺陷?长得像爸爸还是像妈妈?是聪明健康还是愚笨体弱?是男孩还是女孩……这些担心都会造成准妈妈心理上的压力。

心态良好的准妈妈会在猜测中，享受做母亲的甜蜜；容易紧张的准妈妈，则会在担心中增加心理负荷，从而产生悲观消极的情绪，给胎宝宝造成不良的影响。

而这时的丈夫则要引导妻子多接触一些美好的事物，多做一些有益的活动，保持良好的心态，让妻子在自己积极的引导下产生美好的愿望，让胎宝宝在美好的愿望中逐渐成长。

妊娠4个月胎宝宝的心音能测到了

妊娠至13周时，用多普勒胎心仪能测到胎宝宝的胎心音了。到妊娠第16周末时，胎宝宝体重达100～120克，身长达15厘米。胎宝宝皮肤颜色深红，没有皮下脂肪，脸上长出的细毛叫毳毛。

此时，胎宝宝的胳膊、腿能稍微活动了；内脏的形态发育完成，心脏大致已经形成，心脏搏动更加活跃，用超声波听诊器可测出胎宝宝的心音；消化器官、泌尿器官等开始发育，并有尿意；中枢神经方面，脑部重要的记忆系统海马开始在大脑中形成，大脑将覆盖间脑并产生免疫物质；制造血液的地方由肝脏移至脾脏；嘴形亦大致发育完成；胎盘形成了，与母体更加紧密，流产的可能性大大减少。由于胎盘长出，改善了母体的供给和营养，胎宝宝的成长速度加快，胎膜长结实了，羊水量也从这个时期开始急速增加。

对于外来的刺激，胎宝宝身体仍然没有强烈的反应；尽管能做开口运动，呼吸器官发达起来，但肺部组织尚未发育成熟。

胎宝宝耳朵从怀孕第4个月开始可听清子宫外部的声音，如果突然听到很高的声音，胎宝宝会迅速做出反应。这时的胎宝宝已能完成全身上下的运动，手指、脚趾、手腕等细小动作亦相当发达。同时，手可移至身体各部位，如摸摸膝盖、摸摸脐带、两手放在脸部的前面做有节奏性的移动，偶尔亦做些跳跃的运动，还可用手搔头、搔脸等。

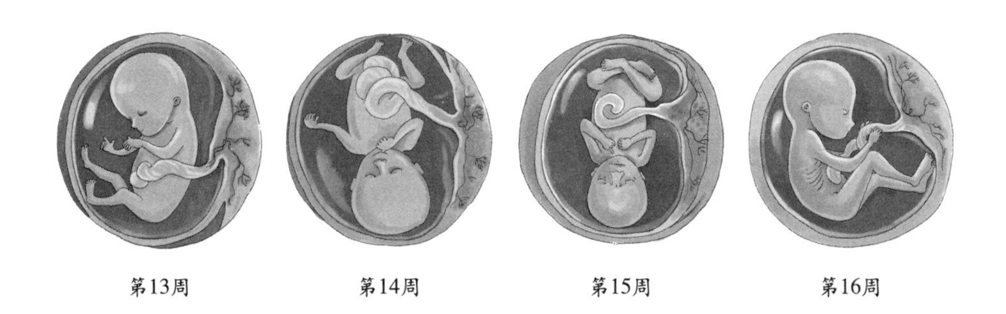

第13周　　第14周　　第15周　　第16周

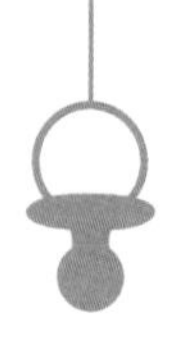

孕4月产检重点：唐氏综合征筛查

唐氏综合征筛查

唐氏综合征又叫作“21三体综合征”，是指患者的第21对染色体比正常人多出1条（正常人为1对）。

唐氏筛查需空腹进行，抽取准妈妈血清，检测母体血清中甲胎蛋白（AFP）和绒毛膜促性腺激素（HCG）的浓度，结合准妈妈年龄和采血时的孕周，计算出患唐氏综合征的危险系数，这样可以查出80%左右的唐氏儿。

这项检查通常在准妈妈妊娠14～21周进行，一般最晚不超过22周。如果唐筛检查结果显示胎宝宝患有唐氏综合征的危险性比较高，就应进一步进行确诊性的检查——羊膜腔穿刺检查。如果准妈妈年龄较大（大于35岁），或之前曾经有过分娩畸形儿的病史，医生往往也会推荐进行羊水穿刺和染色体测定以进一步诊断。

羊膜腔穿刺术

羊膜腔穿刺术是一种能够揭示某些胎宝宝异常的检查。在遇到唐氏筛查高危或孕妇高龄的情况时，羊膜腔穿刺术就成了排除异常的关键手段。

首先，超声波检查用来确定羊水囊的位置，超声引导下穿刺可避开胎宝宝和胎盘。然后，对准妈妈腹部的皮肤进行消毒并局部麻醉。最后，用一根长针经腹部刺入羊膜腔，同时在超声引导下，小心避开胎儿，用注射器从子宫中抽取羊水。从羊水中分离出胎儿的细胞，进行胎儿染色体核型分析，能够最终确诊胎儿是否有染色体异常。

专家教你看懂产检报告单

胎儿唐氏综合征

血清检查异常提示可能是唐氏综合征

验血筛查正常值为1/275，如果化验结果显示危险性低于1/275，就表示危险性比较低，胎儿出现唐氏综合征的概率不到1%。但如果危险性高于1/275，就表示胎儿患病的危险性较高。

羊水检查异常提示可能患唐氏综合征

检查羊水中细胞染色体异常，提示：可能患胎儿唐氏综合征。

检验羊水中细胞的染色体（检验胎儿的21对染色体），准确率100%。

产前筛查报告单

姓　　名：	实验编号：20100921012	住院编号：
出生日期：	种　　族：黄种人	联系电话：
预产年龄：29	母亲体重：64.5kg	孕　　周：15周0天
既往病史：		计算方法：BPD

项目名称	检验结果	MOM值	参考范围
AFP	26.60 ng/ml	0.57	(0.65～2.5 MOM)
hCG	21.758 IU/ml	0.43	(≤ 2.11 MOM)
唐氏综合征风险率	1/4693		(< 1/250)
神经管缺陷风险	0.57		(< 2.5)

临床建议：唐氏综合征和神经管缺陷筛查结果小于截断值，建议动态观察。

抽血日期：2010年9月21日　报告日期：2010年9月21日　检测师：　审核人：

备注：*此结果仅对所检测的样本负责

▲ 产前筛查报告单

唐氏综合征又称为先天愚型，是最常见的严重出生缺陷病之一。临床表现为：患者面容特殊，两外眼角上翘，鼻梁扁平，舌头常往外伸出，肌无力及通贯手。患者绝大多数为严重智能障碍并伴有多种脏器的异常，如先天性心脏病、白血病、消化道畸形等。

唐氏筛查是为了筛查出唐氏综合征患儿。唐氏综合征是一种偶发性疾病，所以每一个准妈妈都有可能生出唐氏儿，生育唐氏综合征患儿的概率会随着准妈妈年龄的递增而升高。唐氏患儿具有严重的智力障碍，生活不能自理，并伴有复杂的心血管疾病，需要家人长期照顾，会给家庭造成极大的精神及经济负担。

唐筛检查可筛检出60%～70%的唐氏综合征患儿。需要明确的是，唐筛检查只能帮助判断胎儿患有唐氏综合征的概率有多大，但不能明确胎儿是否患唐氏综合征。也就是说抽血化验指数偏高时，怀有“唐”宝宝的概率较高，但并不代表胎宝宝一定有问题；另一方面，即使化验指标正常，也不能保证胎宝宝没有患病。

据统计，染色体异常在新生儿中的发生率为59%～69%，普通人群（37岁以下）患有唐氏综合征的概率为1/750，随母亲年龄的增长其发生率升高。一般来说，母亲年龄35岁以上，该患儿的出生率可高达1/350。

性染色体遗传病筛查

羊水检查异常提示可能有性染色体遗传病

因性别不同，遗传的情形也不同，可能只有男孩或女孩会发病，这被称为性染色体（X染色体）遗传。这是因为遗传因子在X染色体上，与Y染色体无关。

渴望孕育健康胎宝宝的准父母，应与医生做详细探讨，可以在准妈妈怀孕15～18周（约4个月）时施行羊水穿刺术，进行产前性染色体遗传病筛查，以确定胎宝宝是否会发生遗传性疾病。

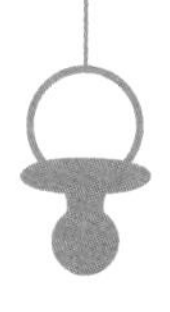

每月必做的常规检查

血常规、尿常规和肝肾功能等常规项目检查

妊娠4个月准妈妈进入孕中期，并进行第2次产检。继续进行产前常规检查，包括体格检查，测量体温、身高、体重、血压和心率等；进行产前常规项目检测，包括血常规、尿常规、肝肾功能、妇科检查、胎心测量等，以了解准妈妈和胎宝宝在孕4个月的发育状况及营养情况，并及时发现孕中期可能出现的异常情况。

这个月，准妈妈应密切关注白带的变化；切记要进行唐氏综合征的筛查，必要时进行羊水穿刺术，筛查胎儿唐氏综合征和性染色体遗传病。

白带常规检查

白带是妇女从阴道里流出来的一种带有黏性的白色液体，它是由前庭大腺、子宫颈腺体、子宫内膜的分泌物和阴道黏膜的渗出液、脱落的阴道上皮细胞混合而成。女性正常的白带呈白色、絮状，高度黏稠，不黏附于阴道壁，多沉积于后穹窿部，没有腥臭味。

白带常规检查一般包括5项内容。

阴道pH值 正常阴道pH值为4～4.5，呈弱酸性，可防止致病菌在阴道内繁殖。

阴道清洁度 一般分为Ⅳ度，一般Ⅰ度、Ⅱ度为正常。

胺试验 正常情况：无味。患细菌性阴道病时白带可发出鱼腥味，这是由于厌氧菌产生的胺遇氢氧化钾后释放出氨所致。

线索细胞 正常情况：无。线索细胞是细菌性阴道病最敏感、最特异的体征，临床医生根据胺试验阳性及有线索细胞即可做出细菌性阴道病的诊断。

微生物检查 正常情况：无。一般会有真菌、滴虫、淋球菌等项，如果有，则在结果上标示“+”（阳性），没有就是“-”（阴性）。

测量胎心

胎心，是指胎儿心脏的跳动声，它表明胎宝宝生命的存在。一般来说，用多普勒胎心仪在11～12周就可从准妈妈的腹部测到胎心音。如果用一般的听诊器则要在孕17周左右才能听到。通过了解初次听到胎心的时间，计算胎心跳动的次数，来确定胎宝宝的孕周，以及胎宝宝在子宫内的状态。正常胎心跳动范围在120～160次/分钟，如果孕周较早，170～180次/分钟也是正常范围。

如果在怀孕12周后，用多普勒胎心仪还未测到胎心音，或者用一般的听诊器在孕18周后也未听到胎心音，医生就需要用超声波为准妈妈检查，以确定妊娠周数和胎心音，以防胎宝宝不测。在妊娠早期听胎心音的时候，胎心的位置不固定，医生有时会用很长时间寻找胎心。这个时候不要紧张，即使偶尔有几次完全找不到也属正常现象。有时听胎心的声音不是“怦怦”的，而是“呼呼”的水流声，也不要紧张，那是脐带血流的声音。

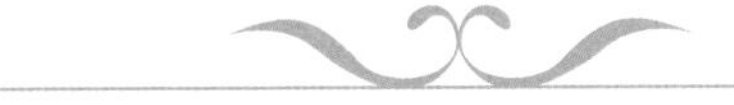

专家教你看懂产检报告单

阴道炎

白带常规检查异常提示可能有阴道炎

阴道pH值>5时，提示：可能为滴虫性阴道炎或细菌性阴道炎。

阴道清洁度为Ⅲ～Ⅳ度时，提示：可能有阴道炎。

微生物检查出加德纳杆菌、念珠菌与滴虫呈阳性或是弱阳性，提示：可能有阴道炎。

胺试验反应呈阳性时，提示：可能为细菌性阴道炎。

·白细胞“＋＋＋”～“＋＋＋＋”，提示：可能有阴道炎。

·白带色黄或黄绿，脓性，有臭味时，提示：可能有滴虫性阴道炎。

·白带呈豆腐渣样，提示：可能为真菌性阴道炎。

阴道炎是阴道黏膜及黏膜下结缔组织的炎症，是孕中期准妈妈容易发生的疾病之一。

孕中期，随着胎宝宝逐渐长大，压迫盆腔，往往会使准妈妈盆腔瘀血，再加上体内激素改变、新陈代谢旺盛，阴道常有较多的水样分泌物，浸渍、刺激外阴皮肤黏膜，引起炎症，表现为外阴皮肤黏膜潮红，有烧灼感或刺痒感，排尿时有灼痛，有的甚至可形成糜烂、溃疡及皮肤增厚，呈苔藓化，严重的便可引起阴道炎。临床多见的有滴虫性阴道炎、真菌性阴道炎等，这些阴道炎症相同的临床特点是白带不正常及外阴瘙痒、烧灼痛、性生活疼痛等。

白带不正常，如白带量增多、性状和黏稠度转变、有腥臭味等，都可能提示阴道炎的存在。通过白带常规筛查滴虫、真菌、支原体、衣原体感染，可检测出各种病菌感染导致的阴道炎。

盆腔炎

白带常规检查提示可能有盆腔炎

多形核白细胞内见到革兰阴性双球菌者则为淋病感染，沙眼衣原体的镜检为阳性，提示：可能有盆腔炎。

病原体培养进行细菌鉴定结果，提示：可能有盆腔炎。

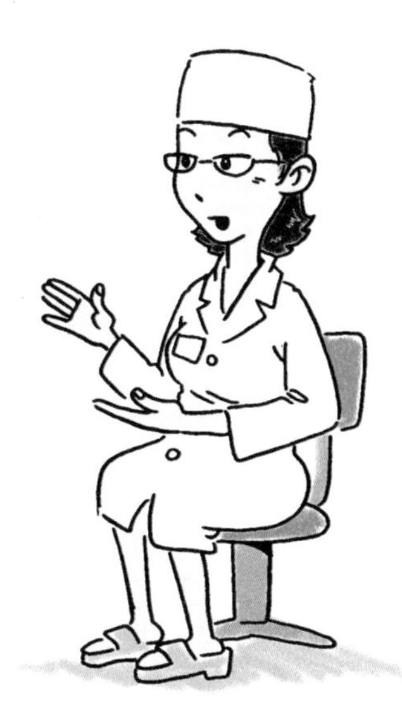

B超检查提示可能有盆腔炎

B超检查可见包块或脓肿，提示：可能有盆腔炎。

一些女性由于怀孕后身体发生变化，身体的抵抗力下降，很容易感染盆腔炎。急性盆腔炎是指女性内生殖器及其周围结缔组织、盆腔腹膜发生的急性炎症，可局限于一个部位，也可几个部位同时发病。

盆腔炎的范围主要局限于输卵管、卵巢和盆腔结缔组织。常见的有以下类型。

输卵管炎 是盆腔炎中最为常见的。输卵管黏膜与间质炎症，使输卵管增粗、纤维化而呈条索状，进而使卵巢、输卵管与周围器官粘连，形成质硬而固定的肿块。

输卵管积水与输卵管卵巢囊肿 输卵管发炎后，伞端粘连闭锁，管壁渗出浆液性液体，潴留于管腔内形成输卵管积水。如果同时累及卵巢则形成输卵管卵巢囊肿。

慢性盆腔结缔组织炎 炎症蔓延到宫旁结缔组织处最多见。

准妈妈患盆腔炎后，盆腔与子宫充血更明显，易导致流产。因此，准妈妈若确诊为盆腔炎，一定要在医生的指导下进行治疗，不可盲目服用药物。

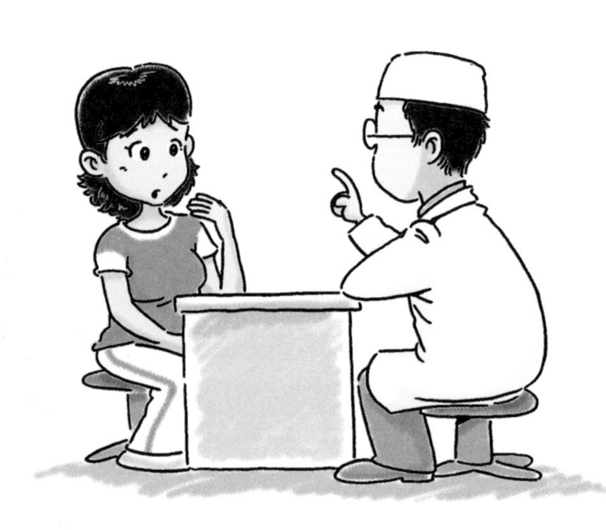

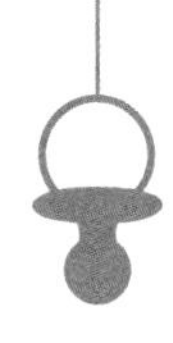

本月妈妈可能想知道的事情

家庭监测胎心的方法

等到胎心音明显时，准爸爸就要担负起帮助妻子测胎心音的重任。

具体方法是：让准妈妈仰卧在床上，两腿伸直，平心静气；准爸爸直接用耳朵或木听筒贴在准妈妈腹壁上听胎心音。每天一次，每次1分钟。要注意排除子宫动脉音和腹主动脉音，这两种声音的速率与准妈妈脉搏一致，前者为“吹风声”，后者为“咚咚声”，与“滴答、滴答”犹如钟摆声的胎心音不一样。

正常胎心率为120～160次/分钟，过快、过慢、不规则均属异常，如果有异常发生，应立即去医院诊治。

孕中期要加强营养

·孕中期准妈妈食品要多样化

孕中期，即怀孕第4～6个月，胎宝宝进入生长发育较快的阶段。此时，胎宝宝的骨骼和大脑需要补充大量磷、钙，一定量的碘、锌，各种维生素及大量蛋白质，而母亲也需要蛋白质供给子宫、胎盘和乳房发育。这时，准妈妈要抓紧补充营养素和热量，增加蛋白质尤其是优质蛋白质的摄入，并及时补充糖类、矿物质和维生素，以满足自身和胎宝宝的需要。

具体地说，准妈妈的饮食每天要荤素、粗细搭配，多吃豆制品，多吃含热量高的食物，多进食大米、面粉等主食。最好每天主食能达到400克以上，并要适当吃些玉米、小米、麦片等杂粮，做到粗细搭配。准妈妈还应进食足量的新鲜水果和蔬菜，以补充维生素，每天最好摄入500克蔬菜，蔬菜不足的季节可吃些豆芽以补充维生素C，防止由于子宫逐步膨大压迫肠道而引起的便秘。此外，这期间的食物宜偏淡，要喝些汤汁以补充水分。

• 孕中期应积极补钙

到了孕中期后，有的准妈妈会随着妊娠月份的增加而出现小腿抽筋。这主要是由于体内血钙水平降低所致，因此这阶段要多补充含钙丰富的食物。准妈妈除每日进食牛奶、豆奶、豆制品、海带、紫菜、虾皮外，也应增加户外活动，如散步，多晒太阳，以增加体内维生素D，帮助钙的吸收。

• 注意适量进食

准妈妈过瘦或过胖均对胎儿不利。营养差的准妈妈，所生的婴儿过小，先天不足；营养过度的准妈妈，所生的婴儿过大，易造成难产，准妈妈本人也有发生妊娠高血压综合征的可能。准妈妈在孕中期食量大增，所以要注意适量进食，不宜过少也不宜过多，饮食量要恰到好处。

• 准妈妈日常膳食量建议

根据胎宝宝在孕中期生长发育的营养要求，专家建议，准妈妈在每日膳食中最好摄入足量的营养素。具体建议如下。

谷类400～500克。

肉、禽、蛋、鱼类100～150克，可交替选用。

蔬菜500克，其中深色蔬菜不少于50克；水果500克。

大豆或豆类制品50克。

牛奶或奶制品220毫升。

动物肝脏或动物血，每周食用1～2次。

植物油20毫升。

常食用富含B族维生素及纤维素的小米、玉米等杂粮，每周不少于2次。

常食用虾皮、海带、紫菜等含钙丰富的食品。每周不少于2次。

根据需要，可以适当补充营养素，比如每天服用维生素C 500毫克。

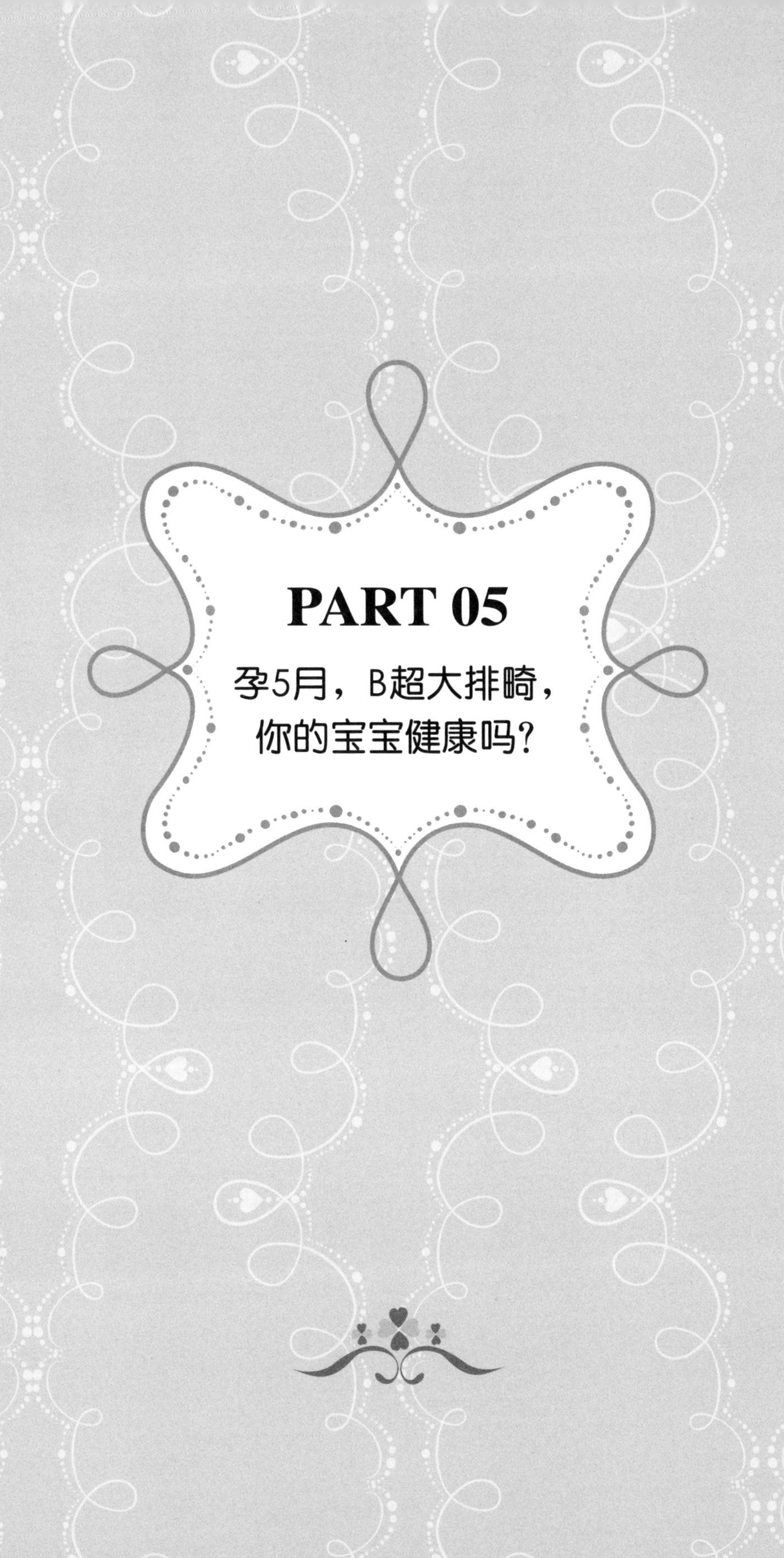

PART 05

孕5月，B超大排畸，你的宝宝健康吗？

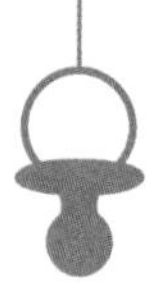

这时，你和宝宝是怎样的状态

妊娠5个月准妈妈腹部逐渐隆起

妊娠5个月的准妈妈子宫已提升至肚脐、耻骨左右的位置，腹部已逐渐地隆起，这是妊娠中最安定快乐的一段时间。有些准妈妈已能感觉到胎宝宝的胎动，从未生育过孩子的准妈妈感觉胎动的时候可能会稍晚（有的要到20周才能感觉到）。

到了这一阶段，准妈妈的子宫像一个成人的头一样大小，子宫底的高度位于耻骨联合上方15～18厘米处，准妈妈的乳房和臀围也开始明显变大，皮下脂肪渐渐增厚，体重增加。

妊娠19周时，有的准妈妈阴道会排出像水一样的黏液，其实这流出来的是假羊水。羊水若太满，胎宝宝会在子宫内频繁活动，这样反而对准妈妈不太好，因此部分羊水自溢而出，不需要住院治疗。

妊娠期间，准妈妈平均体重增加12千克，其中5千克左右是胎盘、羊水、胎儿的重量，而剩下的7千克左右则是母亲的腰部脂肪、子宫、乳房增大、血液增加的重量。一般来说，妊娠前至妊娠后期，最理想的体重增加量是10千克左右。

如果在孕中期体重增加过快，比如一周增加500克以上时，则准妈妈需要控制体重。控制体重可采用食物限制法，但必须在胎宝宝营养足够的前提下，适度控制体重。主要控制糖类（碳水化合物）、动物性脂肪等的摄入量，采取“质比量重要”的原则。

妊娠5个月时，大部分准妈妈小腹已微微隆起并能看出来，这时有些准妈妈常会产生害羞心理，不想将孕身示人，有时甚至会因外观上的变化造成心理上的紧张和失衡。还有的准妈妈这时仍不能从前期低落、忧郁的心理中走出来，总感到烦闷、沮丧，打不起精神。对于准妈妈而言，千万不能钻进不良情绪的牛角尖，多和乐观开朗的人接触，心中有烦闷就要倾诉出来，分散注意力，这样才有利于自身的情绪调节，也有利于胎宝宝的发育。

妊娠5个月胎宝宝有胎动了

妊娠5个月，胎宝宝的成长很惊人，身长为18～27厘米，体重250～300克。

这个时期，胎宝宝开始长头发、眉毛、指甲，全身长出胎毛，皮肤渐渐呈现美丽的红色，皮肤的触觉较灵敏，皮下脂肪开始沉积；外耳、胃部出现制造黏液的细胞，体内基本构造已是最后的完成阶段；能做复杂的反射动作，胎宝宝脑的记忆系统开始启动，能够记住频繁入耳的母亲的声音；从外生殖器已经能明显辨认胎宝宝的性别。

这个阶段的胎宝宝已能做些细小的动作：两手能在脸部前面相握，做抓手运动、跳跃运动，手还不时地抚摸自己的脸，手指触摸嘴唇而产生反射动作——开口动作，渐渐地由反射转为自然的动作，脚可以踢到子宫壁，频繁地改变身体姿势玩耍。

这时准妈妈会感到明显的胎动，可以听到强而有力的胎心音。由于胎宝宝的动态已涉及中枢神经，使得准妈妈的日常生活与胎宝宝之间的联系更加复杂，准妈妈受到的刺激可直接影响胎宝宝的动作。

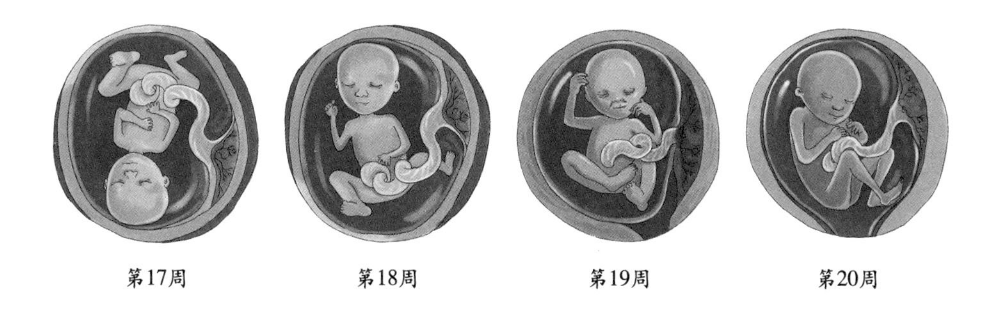
第17周　第18周　第19周　第20周

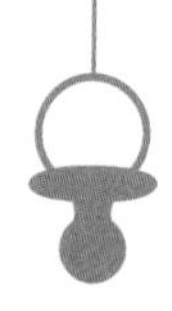

孕5月产检重点：B超筛查宝宝畸形

甲胎蛋白检查

甲胎蛋白（AFP）在孕期会随着怀孕时间而呈现不同幅度的升高，但在不同时期有其正常的范围标准，通过检查甲胎蛋白可协助诊断胎宝宝有无异常及是否能继续妊娠。

一般情况下，甲胎蛋白在孕12～14周时开始上升，在28～32周时可达到最高峰，随后会维持一个相对稳定的状态，之后再逐渐下降至正常水平。

虽然甲胎蛋白在孕期可有一定程度的升高，但超出正常范围时，应及时去医院就诊治疗。了解并掌握准妈妈甲胎蛋白的正常值，对观测胎宝宝有无异常、降低胎儿畸形的发生率、确保母婴的健康都很重要。

血清抗体检查

血清抗体是一种免疫球蛋白（Ig），主要包括IgG、IgA和IgM等，血清免疫球蛋白的测定是检查体液免疫功能最常用的方法。通常检测IgG、IgM、IgA，这三类就可以代表血清免疫球蛋白的水平。IgG为不完全抗体，分子量小，可通过胎盘引起胎儿溶血。因此，临床主要采用IgG定量法来检测准妈妈体内的血清抗体。

如果准妈妈血型为O型，丈夫为A型、B型或AB型，则新生儿可能会发生溶血症，需要进一步检查准妈妈血清中IgG抗A（B）效价。

如果准妈妈血型为Rh阴性，可以因妊娠、输血等原因获得Rh抗体，当再次与相应抗原血液相遇，将引起严重输血反应或新生儿溶血症；夫妻之间Rh

血型不合，有可能发生严重的新生儿溶血症。如果准妈妈血型为Rh阴性，准爸爸血型为Rh阳性，需要进一步测定准妈妈血清中的抗体水平。

在孕16～17周，准妈妈要进行一次血清筛查，作为抗体的基础水平。孕28～30周时复查，如果有问题，则每两周复查一次，观察抗体滴度上升速度。

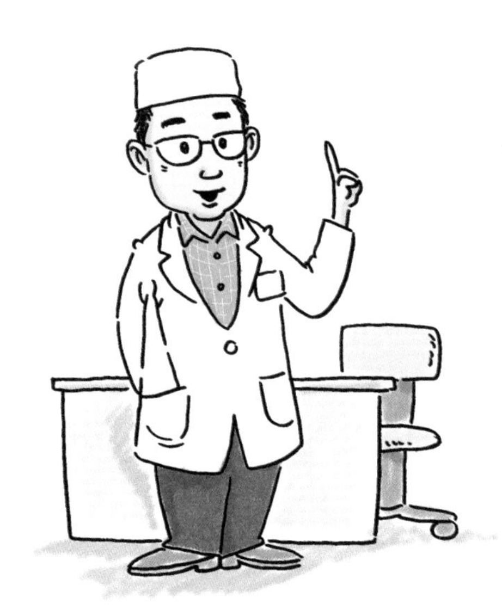

B超筛查畸形

超声检查在孕期需要做3～4次，以便对胎宝宝畸形进行完善的诊断。但是孕期有两次超声检查至关重要，一次是孕12周前，另一次就是孕18～24周进行的胎儿超声筛查。它是早期发现并及时终止严重结构异常胎儿的最佳时间。此外，对于一些结构处于异常和正常之间的图像，需要每2～4周进行一次超声检查，以便动态观察。

筛查方法：

1.探测时准妈妈取仰卧位，必要时取侧卧位，按照常规筛查步骤进行。

2.疑诊为畸形部位要多方位、多切面扫查进行验证。

3.对于怀疑胎儿畸形的患者，要求2～3位高年资医师应用彩超在1～3天内不同时段分别对同一例胎儿进行超声检查（即医师不知道该胎儿有无畸形或有什么样的畸形存在），然后把各自的检查结果及见解汇总，进行对照分析，做出最后判断，诊断为畸形时至少要有两位高年资医师签名。

可以诊断的畸形：

主要是无脑儿、严重脑膨出、严重开放性脊柱裂、严重胸腹壁缺损、内脏外翻、单腔心、致死性软骨发育不全等7种畸形。

另外还有唇腭裂、颈部水囊状淋巴管瘤、畸胎瘤、血管瘤、胎儿器官发育明显异常等。

专家教你看懂产检报告单

死胎

甲胎蛋白异常升高提示可能是死胎

甲胎蛋白（AFP）在孕28～32周达到最高峰，并维持一个相对稳定的状态，保持在400毫克/升以下属于正常范围；当甲胎蛋白升高并超出正常范围，特别是测定值超过800毫克/升时，常预示胎宝宝处于危险情况或有畸形的可能。

准妈妈除了孕期生理性甲胎蛋白升高，还有一些病理原因会让准妈妈甲胎蛋白升高。主要原因有以下几种。

1.准妈妈患有急慢性肝炎、肝硬化、肝癌、消化道癌等各种肝胆疾病及胚胎瘤时，都可引起甲胎蛋白升高。

2.胎宝宝出现脊柱裂、神经管缺损、无脑等情况时，血浆甲胎蛋白可由能自由开放的神经管进入羊水中，从而导致准妈妈的甲胎蛋白严重升高，特别是胎宝宝出现先天性开放性神经管畸形时，准妈妈孕10～16周的血清甲胎蛋白含量可比正常值高10倍左右。

3.胎宝宝在宫腔内死亡或有畸胎瘤等先天性缺陷时，准妈妈血中的甲胎蛋白也会升高。

B超检查异常提示可能是死胎

B型超声检查提示胎动、胎心音消失，子宫大小与相应妊娠月份不符；颅骨重叠，有时胎头已变形，则可确诊死胎。

死胎是由某些不利因素使宫内胎宝宝缺氧导致死亡。此过程呈渐进性，初为胎动减少，后为胎动消失至胎心音消失，可历时数日。如胎动减少或胎动消失，但胎心音正常，短时间内采用剖宫产，有时仍可获存活的婴儿。因此，准妈妈孕期学会胎动计数进行自我监测，有助于了解子宫内胎宝宝的安危。

先天性神经管缺陷等先天性畸形

血清检查提示可能有先天性畸形

先天性畸形由遗传因素和环境因素等多种因素导致。中国的先天性畸形儿以神经管畸形发病率最高。此外，常见的先天性畸形还有唇腭裂、肢体畸形、先天性心脏病、先天性幽门狭窄、肛门闭锁等。以上各类疾病在妊娠时期通过咨询和产前诊断，有可能在产前发现。

先天性神经管畸形是一种中枢神经系统的出生缺陷，同时受遗传因素和环境因素影响，如多基因遗传、接触致畸物质、缺乏叶酸等。有神经管畸形的胎宝宝在胚胎时期发育时神经管就不能闭合，从而产生神经管畸形，常见的神经管畸形包括无脑儿、脊柱裂、脊髓膨出等，均可造成流产、早产、死胎、死产，而幸存患者则智力低下，或有不同程度的瘫痪。

在孕中期的15～20周，准妈妈可以进行羊水穿刺抽取化验或进行母体血清学的筛查。通过检测母体羊水或血清中甲胎蛋白指标的浓度，结合准妈妈年龄综合计算，可筛查神经管畸形胎儿。

新生儿溶血症

ABO溶血滴度检查可提示新生儿ABO溶血症

血清检查A（B）IgG效价>1：128时，提示：胎儿可能发生ABO溶血症。

新生儿溶血症是指由于母亲和孩子的血型不合而引起的一种溶血性疾病，使胎宝宝在宫内或出生后大量红细胞被破坏，出现一系列溶血性贫血、黄疸等疾病。

准妈妈怀孕后，准妈妈和胎宝宝的血在胎盘中有一层膜隔开，可以交换营养物质、代谢产物和氧气，但血液不直接流通，只有在某些因素作用下，如受到外伤，发生炎症时，胎宝宝的血液才流入母体，而胎宝宝得自父亲的血型如果与母亲不合，那么，只要胎宝宝的红细胞进入母体，其红细胞上的抗原就会刺激母亲产生相应的抗体，这种抗体再通过胎盘进入胎宝宝的血液循环，与胎宝宝红细胞上的抗原起作用，即发生抗原抗体反应，使大量红细胞被破坏、溶解，导致贫血。同时产生大量胆红素，发生黄疸。

最常见的有ABO血型不合，Rh血型不合较少见，偶尔也可见到其他血型不合。Rh血型不合所致溶血常较ABO血型不合更严重。

最常见的引起溶血的准妈妈血型有O型，准爸爸血型为A、B和AB型。A型就是红细胞上有A抗原，B型有B抗原，AB型具有A和B两种抗原，O型则无任何抗原。血型是遗传的，由母亲和父亲的遗传基因共同决定。当准妈妈血型为O型，胎宝宝血型为A型、B型而发生溶血时，叫作ABO溶血。

血清抗体检查可提示新生儿Rh溶血症

准妈妈血型为Rh阴性，胎宝宝血型为Rh阳性时，提示：可能有新生儿Rh溶血病。

Rh血型不合且抗体效价>1:32时，提示：可能新生儿Rh溶血病情严重。

当准妈妈血型为Rh阴性，准爸爸为Rh阳性，胎宝宝也为阳性时，可以有少数胎儿红细胞带着Rh因子（抗原）进入母体，使母体致敏产生抗体，这些抗体再经过胎盘进入胎儿血液循环，抗体与抗原相遇发生溶血。

发生新生儿Rh溶血症，多数是母亲为Rh阴性，但Rh阳性母亲的婴儿同样也可以发病。第一胎发病率很低，因为初次免疫反应产生IgM抗体需要2～6个月，且较弱，不能通过胎盘进入胎儿体内，而胎儿红细胞进入母体多数发生在妊娠末期或临产时，故第一胎常处于初次免疫反应的潜伏阶段。当再次妊娠第2次发生免疫反应时，仅需数天就可出现，主要为IgG能通过胎盘的抗体，并能迅速增多，故往往第二胎才发病。Rh系统的抗体只能由人类红细胞引起，若母亲有过输血史，且Rh血型又不合，则第一胎也可发病。

溶血症危害大，严重者可导致宝宝脑瘫、弱智、运动功能障碍、手足搐动，出现听力及视力障碍等，出生后的新生儿易得黄疸和贫血。

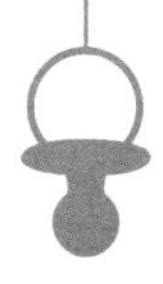

每月必做的常规检查

常规项目检查

妊娠5个月准妈妈进行第3次产检。继续进行产前常规检查，包括体格检查，测量体温、体重、血压和心率等；产前常规项目检测，包括血常规、尿常规、肝肾功能、妇科检查，测量胎心，监测胎动，测量宫高等，以了解准妈妈的身体状况和胎宝宝的发育状况和营养情况，并及时发现异常情况。

这个月，准妈妈必须做一次B超筛查胎儿体表畸形；可以根据医生的建议进行神经管缺陷的血清学筛查；血型不合的准父母还要进行新生儿溶血症检查。

测量血压

每个人一天早、中、晚的血压都是不一样的，而且饮食和运动量也会使血压有一定的变化。孕中期，准妈妈需要坚持监测血压，及时发现并确诊妊娠高血压，从而及早治疗，以预防先兆子痫和子痫（妊娠高血压综合征）。

正常血压的标准为：收缩压＜140毫米汞柱，舒张压＜90毫米汞柱。

测量方法：

1.休息15分钟后，取坐位测右臂血压，应反复测量几次，直至血压值相对稳定。舒张压以声音消失为准，如声音持续不消失，则采用变音时数值。同日内间隔1小时，或隔日再次核实。

2.凡收缩压≥160毫米汞柱和（或）舒张压≥95毫米汞柱，经核实即可确诊。血压140～160/90～95毫米汞柱为临床高血压。

3.既往有高血压史，未治疗3个月以上，此次检查血压正常者，不诊断为高血压；如一向服药治疗而此次检查血压正常，仍应诊断为高血压。

血红蛋白检查

血红蛋白是血中一种携带氧气的蛋白质，同时也使血红细胞呈现鲜红色。血红蛋白水平高有可能是吸烟引起的，也有可能是心脏缺陷和过度补铁造成的。

准妈妈在怀孕早期血液中血红蛋白水平过高，会增加死胎的危险性。研究发现，在怀孕早期血红蛋白水平高的准妈妈，死胎率是其他孕妇的2倍。

对于高血红蛋白现在还没有什么好的治疗方法，所以准妈妈必须重视与死胎有关的一些检查，尤其孕中期要关注血红蛋白的指标。

尿蛋白检查

孕中期，是准妈妈多发妊娠高血压、先兆子痫和子痫的时期。定期检查尿蛋白，可以及时发现尿蛋白，并结合血压和体重的测量，以便早期确诊妊娠高血压、先兆子痫和子痫。

尿蛋白有时会有假阳性，这主要是留取尿液不正确造成的。

留取尿液的正常方法是：先清洁外阴，多喝水使尿液增多，然后留取中段尿液。这样做主要是避免准妈妈的阴道分泌物（白带）污染了尿液。因为在白带中也存在着上皮细胞和白细胞等，如果混入尿液中，可能会导致尿蛋白阳性的假象。

监测胎动

胎宝宝在母体内自第8周起脊柱开始进行细微的小动作，发育长大后，会伸展屈曲四肢，在羊水中翻滚，改变自己的姿势，同时还会进行相应的呼吸样运动。一般在妊娠4～5个月时，准妈妈就可以感到胎宝宝在腹内有伸手、蹬腿等活动，即胎动；到妊娠6～7个月时，胎动就比较频繁了；到妊娠足月时，由于胎头下降到骨盆，胎动次数逐渐减少，这是正常现象。

胎动是有一定规律的，因为胎动标志了胎宝宝在子宫内睡觉和苏醒的转换。

胎动一般在上午8：00～12：00时比较均匀，下午2：00～3：00时最少，以后逐渐增多，晚上8：00～11：00时又增至最高。据观察，正常明显胎动每小时应不少于3次，每12小时胎动数为30～40次，多者达100次以上，都是胎宝宝情况良好的表现。

胎动计数是简单、直接、真实、准确的自我监护方法，是每一个准妈妈都必须做的。在孕中期、孕晚期坚持记录每天的胎动次数，不仅有助于增强准妈妈和胎宝宝的感情，还有助于监测胎宝宝在子宫内的健康情况。准妈妈自我监测胎动十分方便，只要取仰卧或左侧卧位，将手掌放在腹壁上即可感觉胎动。具体监测要求是：每天上午、下午、晚上各记录1小时胎动次数，然后再将3小时胎动次数相加，再乘以4，就可以表示12小时的胎动次数了。若连续几天此数均在30～40次，则表明胎宝宝在宫内情况良好；若少于20次则为异常；少于10次表明胎宝宝在子宫内有缺氧现象，应立即去医院做进一步检查。

测量宫高

妊娠子宫的增大有一定规律性，表现为宫底升高，腹围增加。因此，从宫高的增长情况可以推断妊娠期限和胎宝宝发育情况。

测量宫高的方法是：准妈妈排尿后，平卧于床上，两腿伸直，用软尺测量耻骨联合上缘中点至宫底的距离。一般从妊娠20周开始，每4周测量一次；妊娠28～35周每2周测量一次；妊娠36周后每周测量一次。测量结果画在妊娠图上，以观察胎宝宝发育与孕周是否相符。

准妈妈的子宫变化：按孕月来说，第一个月末，子宫比孕前略增大一些，像个鸭蛋；第二个月末如拳头大；第三个月末，子宫底在耻骨联合上缘2～3横指；第四个月末，宫底达脐和耻骨联合上缘连线中点；第五个月末，在脐下2横指；第六个月末，平脐；第七个月末，在脐上3横指；第八个月末，在脐和剑突连线中点；第九个月末，宫底最高，在剑突下2横指；第十个月时，胎头下降入骨盆，宫底下降回复到妊娠8个月末水平。

宫底升高的速度，反映了胎宝宝生长和羊水等情况。同时，根据宫高画曲线图，以了解胎宝宝宫内发育状况。正常准妈妈宫高增长应在一定的范围内，如有过快或过慢的情况，应当请医生检查。

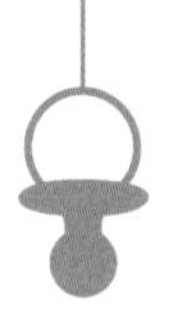

本月妈妈可能想知道的事情

胎动过少或过多都要警惕

胎动是胎宝宝健康状况的晴雨表，正常胎动为每小时3～5次，过多、过少都不正常。胎动次数过少预示着胎宝宝宫内缺氧，表明胎宝宝有危险；胎动次数过多，也是胎宝宝早期缺氧在子宫内挣扎的信号。准妈妈若发现胎动异常，应尽快到医院诊治。

胎动有时还会反映胎宝宝急性宫内窒息的情况，例如脐带受压，表现为突然发生的强烈胎动，若受压不解除，随着胎动消失，胎宝宝就会死亡，所以对此种胎动也必须引起注意。此种胎动有时可通过准妈妈体位的改变而好转，例如，左侧卧位、右侧卧位或胸膝卧位可依次施行，只要发现哪一种姿势能使胎宝宝安静下来，胎动恢复到正常，说明该姿势可消除脐带受压因素，就可采取该姿势，然后送往医院，请医生检查处理。

胎动会受到许多因素的影响，如妊娠月份、羊水多少、测定时间、准妈妈情绪及用药情况等，如口服镇静剂或肌内注射硫酸镁等，可使胎动减少甚至消失，但停药后又可恢复，应与真性缺氧引起的胎动减少相鉴别。总之，只要胎动有规律，变化不大，就算正常。此外，胎心监护仪对监测、鉴别胎动也有帮助。

孕中期先兆子痫应立即入院治疗

• 孕中期先兆子痫应入院治疗

先兆子痫是子痫（妊娠高血压综合征后期）发展严重至抽搐前的症状。当准妈妈在妊娠20周后，常规体检中发现血压高、蛋白尿、体重异常增加，并且从踝部开始出现水肿，且水肿经休息而不消退等妊娠高血压综合征（妊高征），同时在妊高征基础上伴有头痛、头晕、眼花、胸闷、恶心，甚至呕吐等症状，随时可能发生抽搐，这就称为先兆子痫。

准妈妈在孕中期发生先兆子痫，应立即入院治疗，采取相应治疗措施，以防止先兆子痫发展为孕晚期子痫。

· 防治先兆子痫要注意饮食和孕期保健

准妈妈要保证合理的营养 饮食宜清淡、少盐而富于营养。可以多食一些高蛋白质、低脂肪、益气补肾、通利小便的食品，如赤豆、冬瓜（带皮最好）、黄瓜、鲤鱼、青鱼、黑鱼、甲鱼、泥鳅、鲫鱼等。

准妈妈要注重孕期检查 定期做孕期检查，尤其是直系家属中有过子痫病史的准妈妈，或者患有肾病、心血管病的准妈妈及高龄准妈妈、羊水过多者，更要注意孕期检查。

准妈妈要注意劳逸结合 准妈妈要注意休息，睡眠要充足，保持情绪稳定，禁忌房事，工作和操持家务不能过于劳累；坚持每天散步 2 次，每次不少于15分钟。注意睡姿，宜向左侧卧，这样有利于改善肾、子宫血液循环。

· 先兆子痫中药汤饮辅助治疗

准妈妈有了先兆子痫的症状，可以采取汤饮辅助治疗，帮助利尿消肿，避免疾病的发展。

汤饮方一 钩藤30克，开水冲泡代茶，每日一剂。

汤饮方二 向日葵叶30克、鲜芹菜200克，用水煎服，每日一剂。

汤饮方三 黄豆芽250克，煮汤3小时，作为汤饮用。

汤饮方四 早餐经常饮用淡豆浆。

父母血型不合，胎宝宝健康怎样保证

· 准妈妈16周开始定期检测血液

如果已经怀上胎宝宝，准妈妈们要记得从妊娠16周左右开始，定期检测血液中抗体的情况，一般每4周做一次，密切注意胎宝宝有无发生溶血可能。如有异常可以在孕期治疗，效果也不错。Rh血型不同的准爸妈，第一次怀孕时基本上没事，但如果有过流产或生过孩子，一定要检查准妈妈体内Rh抗体。若抗体阳性的活性很强，就不应该怀孕，否则发生死胎、新生儿严重溶血的可能性就比较大。

·溶血宝宝易得黄疸和贫血

新生儿溶血症突出的表现是：

1.黄疸于生后24小时内出现，而且迅速加深。

2.黄疸程度重，由面、颈部、巩膜发展至躯干、四肢及手足心。

3.皮肤由浅黄色逐渐发展至金黄色，伴有贫血时可呈苍黄色，可出现水肿。

4.化验检查显示：间接胆红素明显增高，血红蛋白低，网织红细胞增高，母子血型不合。

5.若要确诊还需要对妈妈和宝宝的血液进行一些特殊的化验。

新生儿溶血症的症状有轻有重。在正常情况下，新生儿出生后2～3天都会有一定程度的黄疸，宝宝的头面部或者胸腹部会出现柠檬黄一样的颜色；出生后4～6天黄疸更加严重，出现一个小高峰；出生后10天左右，由于婴儿体内来自母亲的抗体在消耗，所以症状会逐渐好转，黄疸逐渐消退，恢复正常。

如果宝宝在出生后24小时内出现皮肤黄疸，进展迅速，甚至发展到全身，颜色由浅黄变成金黄色、橘黄色，就应该引起足够的警惕。

·溶血宝宝可以进行蓝光照射

一般情况下，ABO血型溶血症状很轻，宝宝出生后大多不需要特殊治疗，只要及时进行蓝光照射和药物治疗，病情一般都可以缓解。即使是严重的Rh溶血，若及时进行换血，绝大多数宝宝也能转危为安。另外，并不是宝宝患黄疸就说明有新生儿溶血症。新生宝宝中有80%左右会发生黄疸，而其中只有小部分是由溶血引起的。同样，溶血宝宝也不一定就会有上述症状。

一些较为严重的溶血会导致流产或者死胎，如果反复流产或死胎，就要考虑是否有溶血的原因。

PART 06

孕6月，孕程过半，别让孕中期贫血拖后腿

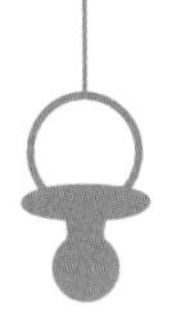

这时，你和宝宝是怎样的状态

妊娠6个月准妈妈腰背会酸痛

从这个月起，准妈妈就进入孕中期了，腹部膨胀，子宫不断增大，子宫底提升至肚脐上下的地方，可以让准爸爸帮助准妈妈测量宫高了。从此时起，每周宫高都应增加1厘米，如果持续2周没变化，就应请医生检查。胎动逐日明显，体重也明显增加。因此，全身常感疲倦，腰部、背部常感酸痛，下半身的静脉受压迫，易患痔疮和下肢静脉曲张。准妈妈可以适当增加运动，增强心肺功能，适应血液循环和呼吸系统不断增加的负荷，轻度的柔韧体操能增强肌肉的收缩力，改善腰背痛症状。

这时的准妈妈是精神上最安定的时期，她能时常感受到胎宝宝的胎动，由此激发出强烈的母爱。

这个时期准妈妈的食欲逐渐转好，体重渐渐增加，因而常常感到很疲倦。同时，血容量增加，血液相对稀释，还会引起贫血现象。在这种情况下，准妈妈要注意饮食调养，调整自己的状态，保证充分的睡眠和休息，不要勉强做事，不能因过重家务和过度胎教导致体力不支、精神涣散，从而食欲不振，影响胎宝宝的发育。

妊娠6个月胎宝宝可以自由地活动

妊娠6个月的胎宝宝身长已达28～34厘米，体重约660克。

全身的骨架发育完成，骨骼已相当结实；毛发逐渐增多，皮下脂肪少，皮肤薄，皱纹很多，全身被奶油样胎脂覆盖；肺部毛细血管增加，骨髓开始造血；肾脏可排尿，羊水量达350毫升以上，羊膜腔亦增大；大脑皮质的脑细胞达150亿个，中枢神经开始发出复杂的命令，能接收来自神经末梢的信号；大脑的记忆功能越来越发达，不仅能记住母亲的声音，还可以模糊地感到母亲的气息，并开始记在脑中。

这时期的胎宝宝已成婴儿形，眉毛、睫毛已开始生长；两手仍放在脸部前面，动作活泼；全部手指都能动，不时抚摸脐带、脚、手等部位，手伸至嘴里做探索、吸吮动作；可清楚地看到脚掌，并不时地活动，非常活泼。开口运动如打哈欠一样，张大嘴或将手放入口中，舌头也不时地活动；胎宝宝可以感受到母亲情绪的变化，嗅觉已完备，听觉可反射至中脑，中枢神经已支配全身；胎位可自由变换，常用脚踢，摆动臀部，胎宝宝这时常常喝羊水、排尿，可自行抑制脑部活动，并自由自在地在羊膜腔内活动。

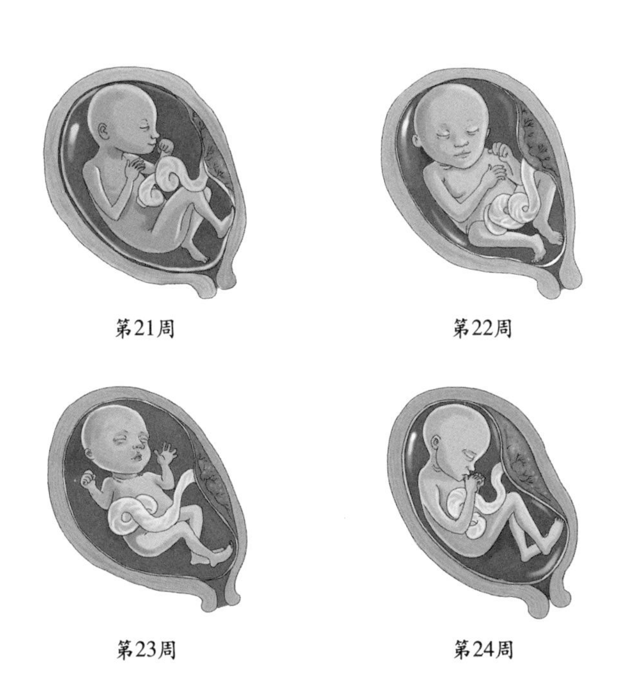

第21周　第22周

第23周　第24周

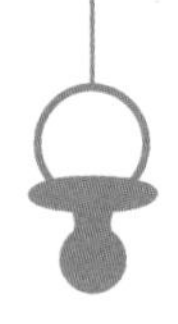

孕6月产检重点：检查羊水量

B超检查羊水量（特需人群）

羊水的量在孕期一直有变化，孕中期如果羊水量仍然过多，对胎宝宝危害很大，所以要适时进行羊水量的检查。

评价羊水量的指标有羊水指数（AFI）和羊水最大暗区垂直深度（AFV）。羊水指数，即以脐水平线和腹白线为标志将子宫直角分成四个象限，测量各象限最大羊水池的垂直径线，四者之和即为羊水指数。羊水指数的正常范围是8～18厘米。AFI大于20厘米，AFV大于8厘米，提示羊水过多。AFI小于8厘米，AFV小于3厘米，提示羊水偏少。羊水指数小于或等于8厘米，为诊断羊水过少的绝对值。

专家教你看懂产检报告单

羊水过多症

B超检查羊水指数大于24厘米（血清甲胎蛋白升高）提示羊水过多症

血清甲胎蛋白升高（羊水指数超过正常值）提示：可能为羊水过多症。

一般来说，羊水量会随着怀孕周数的增加而变化，如果准妈妈经B超检查羊水量超过正常范围，就称为羊水过多症。

羊水过多症又可以分为急性、慢性两种，羊水量在短时间内急剧增加者，称为急性羊水过多；相反，若在较长时间内渐渐增加，称为慢性羊水过多。

急性羊水过多，多发生于妊娠20～24周，典型症状为：准妈妈呼吸困难，尿少，外阴部及下肢水肿，子宫壁紧张，摸不到胎宝宝，听不清胎心音，患者不能平卧，个别患者不能行走，只能端坐。

而慢性羊水过多，可无症状，仅产检发现子宫较孕周大，可感胎宝宝浮游于大量羊水中，胎位不清，胎心音遥远或听不清。

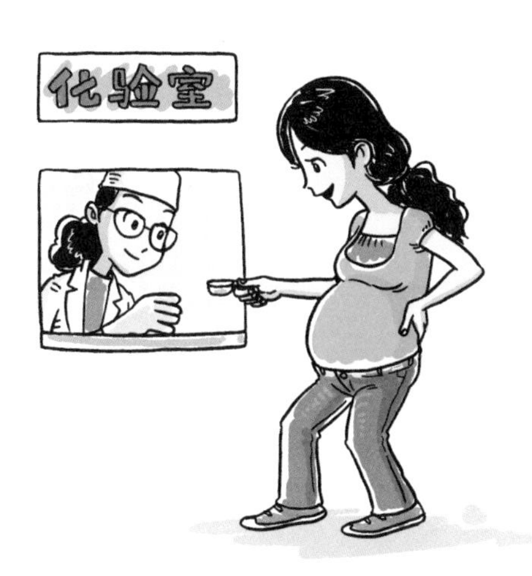

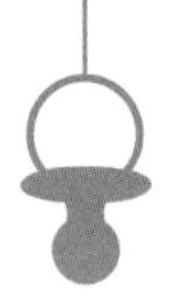

每月必做的常规检查

常规项目检查

妊娠6个月准妈妈进行第4次产检。继续进行产前常规检查，包括体格检查，测量体温、体重、血压和心率等；产前常规项目检测，包括血常规、尿常规、肝肾功能、妇科检查、测量胎心、监测胎动、测量宫高等，以了解准妈妈和胎宝宝在孕6个月的发育状况和营养情况，并及时发现孕中期出现的异常情况。

这个月，由于胎宝宝的生长发育较快，所需要的各种营养素较多，同时准妈妈体重也开始迅速增长，所以要特别注意血压的变化，增加血液检查内容，产前检查一定要关注某些营养素尤其是铁元素是否缺乏。必要时，进行超声（B超）检查，观察胎宝宝生长发育情况及羊水的情况等。

血压测量

孕中晚期，准妈妈容易发生低血压，为及时发现并防治低血压，可以从孕中期开始，进行血压监测。

具体方法是：准妈妈仰卧10分钟左右后测量血压，确定血压是否下降。

在监测血压的同时，还要留心在仰卧一定时间以后有无头晕、胸闷、打哈欠等低血压症状出现。

血红蛋白检查

准妈妈由于受到一些生理因素的影响，如妊娠期血容量平均增加50%，妊娠呕吐、食欲不振等，可使血液中的血红蛋白相对降低，或铁、叶酸等营养物质摄入不足引起血红蛋白不足，当准妈妈的血红蛋白低于一定数值时即出现贫血。

孕中期是准妈妈最容易发生缺铁性贫血的阶段。所以，这个阶段的产前检查要关注血液检查的一些指标，及时发现和防治孕中期缺铁性贫血。

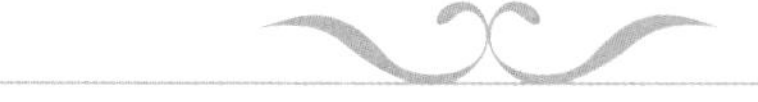

专家教你看懂产检报告单

孕中期缺铁性贫血

血常规检查异常提示可能有缺铁性贫血

呈现典型的小细胞低色素性贫血，红细胞内血红蛋白减少明显，提示：可能有缺铁性贫血。

生化检查异常提示可能有缺铁性贫血

血清铁明显降低，总铁结合力增高，血清转铁蛋白饱和度降低，提示：可能有缺铁性贫血。

骨髓象检查异常可提示有缺铁性贫血

骨髓显示红细胞内及细胞外铁染色均减少，提示：可能有缺铁性贫血。

缺铁性贫血是由于体内缺少铁质而影响血红蛋白合成所引起的一种常见贫血。这种贫血特点是骨髓、肝、脾及其他组织中缺乏可染色铁，血清铁浓度和血清转铁蛋白饱和度均降低。

缺铁性贫血是孕期最常见的贫血，一般从怀孕5～6个月开始发生。很多准妈妈在怀孕前因月经失血，造成怀孕后体内铁存储量不足，会造成缺铁性贫血；孕期胎盘和胎宝宝的发育都需要增加血液量，以至于铁的供给量要达到孕前的2倍，而准妈妈怀孕后胃酸降低影响了饮食中铁的吸收，未能通过饮食摄取足量的铁，也会造成缺铁性贫血。

贫血是准妈妈在妊娠期常见的一种并发症，且多为缺铁性贫血。对于长期的贫血，如果产前检查中没有及时发现和治疗，不仅会使准妈妈抵抗力下降，增加妊娠期和分娩期的风险，还可能造成胎宝宝营养供应不足，轻者使胎宝宝发育缓慢，重者可发生早产或死胎。

仰卧位低血压综合征

孕中晚期血压低提示可能为低血压综合征

孕中晚期，如果准妈妈仰卧位时经血压监测发现血压低，且有一系列低血压的症状，就要警惕低血压综合征。低血压综合征大多为仰卧位造成的低血压，也叫仰卧位低血压综合征。其原因是：子宫内的胎儿、羊水、胎盘在仰卧位容易压迫准妈妈下腔静脉，阻碍血流回心脏，使血压降低。

准妈妈仰卧位低血压综合征发生率比较高，为2%～30%，一般发生在妊娠中后期，临产前或分娩时很少发生。多数人症状出现在仰卧后1～10分钟，最多为6～7分钟。主要表现为头晕、恶心、胸闷、出冷汗、打哈欠，检查发现血压降低、脉率加快、面色苍白等。胎宝宝因准妈妈血压降低而缺氧，早期表现为胎动增加、胎心率加快，后期胎动减慢、胎心率下降。

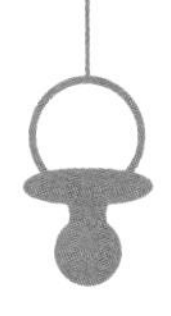

本月妈妈可能想知道的事情

准妈妈低血压综合征要改变卧姿

• 准妈妈采取左侧卧位

准妈妈发生仰卧位低血压综合征，不仅对其本身不利，易发生体位性休克、难产，而且对胎宝宝也有危害，不仅会影响胎宝宝体重的增加，而且可产生慢性宫内缺氧，使胎宝宝成为高危儿，出生后易发生窒息、缺氧性脑病、低血糖、低血钙、低血镁，还易发生坏死性肠炎、脑出血等。

防治仰卧位低血压综合征的办法很简单，就是改变卧姿，多采取左侧卧位，改变仰卧的习惯，起码不要长时间仰卧。因为准妈妈增大的子宫大部分是呈右旋，而下腔静脉在脊柱右前侧，左侧卧位可减轻对下腔静脉的压迫，从而达到防治的目的。

如果准妈妈血压低但没有什么症状，则对胎宝宝影响不大，在孕期一般不需要用升血压药治疗。准妈妈如因血压低出现休克可造成胎宝宝缺血、缺氧，产生宫内窘迫综合征，此时应积极抢救，升高血压并查明病因，做积极有效的治疗。

• 饮食调理

患了仰卧位低血压综合征的准妈妈可以进行饮食调理。

1.增加营养，多食温补脾肾的食物；多吃易消化的高蛋白质食物，如鸡蛋、鱼、乳酪、牛奶等，要少食多餐。

2.多饮水，较多的水分进入血液后可增加血容量，也可提高血压。

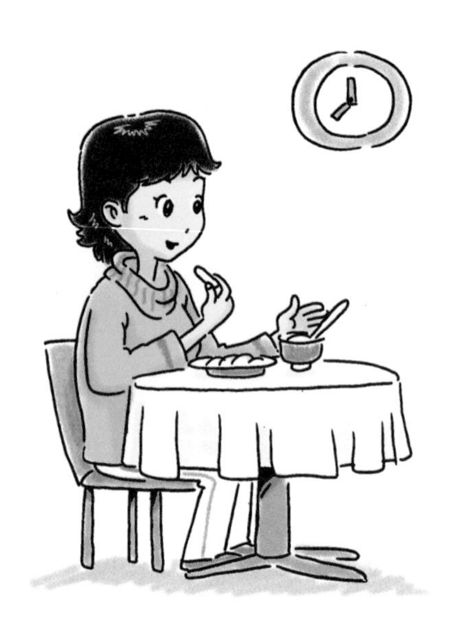

3.多吃具有养心益血、健脾补脑的食物，如莲子、桂圆、大枣等。

4.常吃生姜等升高血压的食物。将姜末撒于菜汤中或用姜末泡水代茶饮，能促进消化、健胃、升高血压。

5.少吃降低血压的食物。少吃冬瓜、西瓜、芹菜、山楂、苦瓜、绿豆、大蒜、海带、洋葱等具有降压效应的食品。

孕中期缺铁性贫血需要补铁

·预防妊娠期缺铁性贫血要补铁

孕中期是准妈妈血容量增加速度最快的时期，容易形成妊娠贫血，所以铁的摄取是不可缺少的。铁是一种重要的矿物质，是合成血红蛋白的重要原料，而血红蛋白可以把氧输送给细胞。准妈妈需摄取足够的铁并储存在组织中，胎宝宝才能从这个“仓库”中吸取铁，以满足自己的需要。所以，准妈妈应多吃含铁丰富的食物，如动物血、肉类、肝脏等，防治孕期缺铁性贫血。

·防治妊娠期缺铁性贫血可服用铁剂

如果准妈妈有了缺铁性贫血的前兆，可在怀孕6个月以后每天口服铁剂，以防止孕期缺铁性贫血的进一步发展。铁剂是治疗缺铁性贫血的特效药，一般服用铁剂10天左右，贫血症状就会开始逐渐减轻，连续服用2～3个月，缺铁性贫血可得到纠正。

准妈妈在服用铁剂的同时最好加服10%稀盐酸10毫升，或维生素C100毫克，这样有利于铁的吸收。此外，服药要坚持，不可间断，在贫血被纠正后还应继续服药1～2个月，但此时每天服药一次即可。

对于口服铁不能耐受，失血过快服用口服铁不能补偿，以及某些经口服铁剂治疗无效的准妈妈可给予注射铁治疗。

羊水过多或过少都不好

· 羊水过多是胎宝宝出了问题

羊水是维系胎宝宝生存的要素之一，从胚胎开始形成之前，就必须要有羊水将厚实的子宫壁撑开来，提供给胎宝宝生长发育所需的自由活动空间；而且在准妈妈分娩时，羊水还可以缓和子宫对胎儿头颅部的压力，并可以防止胎盘过早剥离，在准妈妈阵痛时可协助扩张子宫颈，有利于胎宝宝娩出。此外，羊水还是子宫遭受外力冲击时的缓冲剂，能维持子宫内恒定的温度，还可以通过分析羊水成分来了解胎宝宝的健康情况与成熟度。

通过B超检查，羊水指数小于8厘米可诊断为羊水偏少；羊水指数小于5厘米为羊水过少；羊水指数大于18厘米为羊水过多。羊水过多，可能是因为羊水产生过多或者排泄障碍，或是两者兼而有之。羊水主要是母体血清通过羊膜的透析作用而产生的渗透液和胎宝宝的尿液，通过羊膜的吸收和胎宝宝的吞食而进行代谢，所以它不是静止的，而是在胎宝宝与母体之间不断交换，维持动态平衡。足月胎宝宝每24小时可吞咽羊水500毫升以上。由此可知，如果胎宝宝畸形，如无脑儿、脑脊膜膨出和脊柱裂，就会使胎宝宝脑膜暴露在外、渗透液增加，导致羊水产生过多尤其是急性羊水过多；而无脑儿、脑积水又因控制吞咽的脑神经缺失，另外，胎宝宝食管或小肠闭锁而不能吞咽羊水，也会使羊水的去路受阻，同样造成羊水过多。

羊水过多的准妈妈，往往自觉腹胀，有时腹部过度膨胀，压迫肺脏影响呼吸而觉得气短、心跳加快、不能平卧等。当然，患慢性羊水过多症的准妈妈，由于子宫增大是缓慢的，故准妈妈多能逐渐适应，所以症状不明显。

目前已知的病因常与母体或胎儿病变有关，如：胎儿畸形、双胎输血综合征、妊娠合并糖尿病、母胎Rh血型不合、胎盘绒毛血管瘤等。

• 羊水过多症需要B超筛查畸形胎儿

只要出现羊水过多的情况，准妈妈就要检查胎宝宝有无畸形。

如果B超检查后确定胎儿畸形，则应引产；如准妈妈症状不重、无明显胎儿畸形，可在严密观察下进行休息，适当予以治疗，可继续妊娠，直到胎儿产出；有严重压迫症状的准妈妈，要住院进行治疗；经检查胎儿无畸形、血清甲胎蛋白未增高、妊娠期已在28周以上的准妈妈，为争取提高胎儿存活概率，可抽取羊水以减轻症状，延长孕周。

羊水过多对母亲的威胁也很大，可合并胎盘早期剥离及产后大出血等并发症。患羊水过多症的准妈妈只要定期或按医生的指导进行围产检查，并发症是可以预防的。

• 羊水过少也不是一件好事

羊水过少，主要是产生不足引起的。一般来说，羊水过少常见于胎宝宝的泌尿系统异常，如先天性肾缺如、肾脏发育不全、尿道闭锁等，这些均可造成胎宝宝尿少或无尿，从而使羊水的来源减少。羊水过少的病例较少见，若羊水量少，胎动时准妈妈常感腹痛，腹围及宫高明显小于正常月份。

PART 07

孕7月，准妈妈妊娠糖尿病筛查

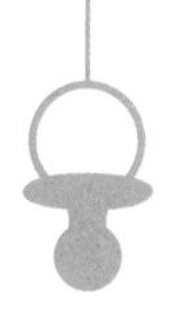

这时，你和宝宝是怎样的状态

妊娠7个月准妈妈出现水肿了

妊娠7个月时，准妈妈的子宫升至肚脐上方2～3厘米处，腹部亦稍增大。由于子宫增大而重心在腹部，会增加腰椎的压力，准妈妈有腰痛的感觉。此外，增大的子宫压迫下腔静脉，还会使下肢、腹部发生水肿，严重的会使外阴部、下肢发生静脉曲张。

这个时期，由于准妈妈激素分泌的变化，软化了全身的韧带和骨骼的结合部分，常会感到脚跟部位疼痛，手部难以握合，手脚开始麻木。因此，准妈妈应避免长时间直立，避免走路过急。

这时期的准妈妈要努力调整心态，不要太劳神。除注意休息以外，还不能长时间坐着编织毛衣，以免压迫胎宝宝，使血液流动不畅，进而影响胎宝宝的供氧。为新生儿准备必要的用品可由准爸爸或家人代劳，不要经常去人多的商场，因为那里的空气不好，病原多，容易被感染，或因拥挤碰撞受伤。

妊娠7个月胎宝宝的身体完成了基本构造

妊娠7个月胎宝宝的身长为35～38厘米，体重约为1000克。

这时的胎宝宝皮下脂肪形成，但皱纹较多，像个老人似的；胎宝宝的身体已完成基本构造，功能尚未完全发挥作用，耳朵、眼睛、皮肤的末梢神经逐渐发达，可做神经反射动作；大脑皱褶增多，间脑亦发挥功能，开始衍生出原始的情感；眼睑的分界清楚地出现，眼睛能睁开了，开始具有视物能力，但子宫中一片漆黑，胎宝宝什么也看不见；扩充肺泡物质仍不足，使得肺泡仍不能完全扩张，气管和肺部还不发达，如在这个时期生产，将被视为早产儿。尽管胎宝宝有浅浅的呼吸和哭泣，但较难存活，需要精心护理；至于外生殖器，男宝宝的睾丸下降，女宝宝的小阴唇、阴核已清楚地突起。

这个时期，胎宝宝已能分辨外部声音。如果让胎宝宝听音乐，听完之后胎宝宝心跳加速，身体开始活动；味觉相当发达，可以分辨出甜味和苦味；胎宝宝可以感觉到外部光线明暗的变化。因此，如果准妈妈妊娠中昼夜不分，生活不规律，那么胎宝宝的生物钟就会发生紊乱，出生后情绪就会变得不稳定。

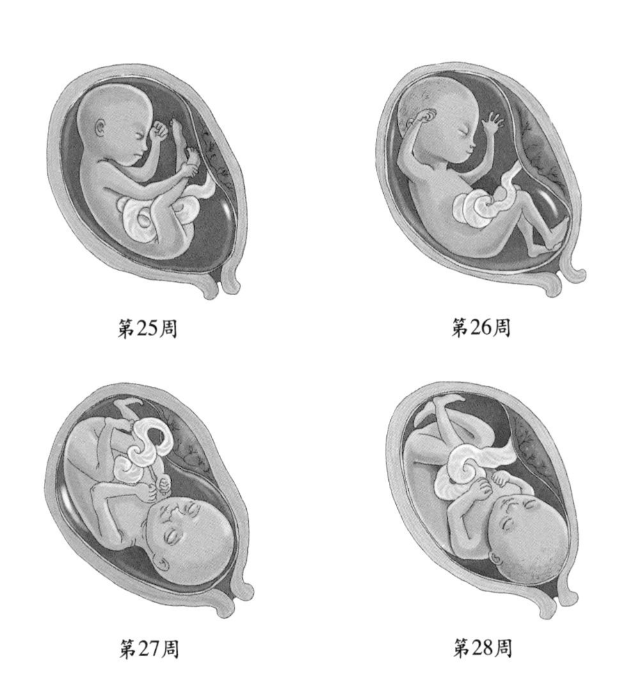

第25周　第26周

第27周　第28周

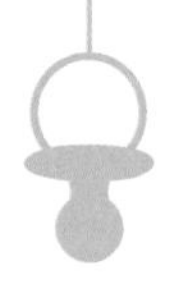

孕7月产检重点：50克糖筛查

50克糖筛查

随着生活水平的不断提高，营养过剩的准妈妈越来越多，妊娠糖尿病的发生率也逐渐增加。所以，孕期进行妊娠糖尿病筛查已经成为孕检的一项常规项目，可以及时发现妊娠期血糖异常。

由于妊娠糖尿病几乎没有症状，所以只有通过检查才能发现。在第5次产前检查中，医生一般会建议准妈妈做50克糖筛查，来筛查妊娠糖尿病。

筛查方法如下。

1.喝葡萄糖水。筛查时，医生首先会给准妈妈一瓶含有50克葡萄糖的糖水，要求在5分钟内喝完。或者会给准妈妈50克葡萄糖，让准妈妈按照一定的比例自己兑水喝下。

2.抽血检测。准妈妈服用糖水1小时后，医生会抽取准妈妈的静脉血来检测血糖水平。

3.进一步做葡萄糖耐量测试。如果准妈妈糖筛查的结果不正常，也就是血糖值过高，医生会安排准妈妈进一步做葡萄糖耐量测试，来确定是否患妊娠糖尿病。

贴心提醒：

1.检查前2周，减少淀粉、糖类的摄入，不吃高油脂食品，多吃蔬菜，以补充维生素和纤维素，多饮水并适度运动，以降低体内的糖分。

2.高危准妈妈第5次产检仍需要进行糖筛查。如果准妈妈在之前的常规产检中，尿常规结果显示尿糖含量高，或者被认为是妊娠糖尿病的高危人群，那么准妈妈需要在孕24周前就进行50克糖筛查。即使结果正常，仍需要在孕25～28周再测一次。

与其他筛查项目一样，50克糖筛查不是诊断性检查，它的目的是筛查出可能出现问题的准妈妈，以便进一步检查确诊。因此，即便准妈妈糖筛查的结果是阳性，也不一定患妊娠糖尿病。事实上，糖筛查阳性的女性中只有大约1/3的人真的患妊娠糖尿病。

B超检查胎盘（特需人群）

孕7个月，胎盘逐渐走向成熟，建议对胎盘进行一次B超检查，以确定胎盘的健康状况，并尽早发现问题。

GP为胎盘分级，根据胎盘的成熟度一般分为：0级、Ⅰ级、Ⅱ级和Ⅲ级。这些都代表了胎盘的发育成熟度，Ⅰ级为胎盘成熟的早期阶段，Ⅱ级表示胎盘接近成熟，Ⅲ级则提示胎盘已经成熟。孕28周时B超报告单的胎盘级别多数是0～Ⅰ级；到孕36周左右，胎盘级别多数是Ⅰ～Ⅱ级；到孕40周左右，胎盘级别数是Ⅱ～Ⅲ级，提示胎儿已经成熟了。

孕晚期还有一种严重的妊娠期并发症，就是前置胎盘。其主要症状为：无诱因的无痛性反复阴道流血。有反复阴道流血的准妈妈，最好进行一次B超检查，以排除前置胎盘。

B超检查可清楚看到子宫壁、胎先露部、胎盘和宫颈的位置，并根据胎盘边缘与宫颈内口的关系，进一步明确前置胎盘的类型。胎盘定位准确率高达95%以上，并可重复检查。

B超诊断前置胎盘时应注意妊娠周数。妊娠中期胎盘占据宫腔一半的面积，因此胎盘近宫颈内口或覆盖内口的机会较多，至妊娠晚期胎盘占宫腔的面积减少到1/3或1/4，并且胎盘可随子宫体上移而改变为正常位置胎盘。若妊娠中期B超检查发现胎盘位置低者，可认定为胎盘前置状态，应定期随访；若妊娠28周后仍然没有改变，至妊娠36周再做前置胎盘的诊断。

此外，B超检查也有助于诊断胎盘剥离。

▼超声检查中的英文简称及具体含义

中文名称	英文名称	定义	意义
头臀长	CRL	胎儿头部到臀部的长度	早期（孕12周前）被用来测量预测胎龄，核对孕周
胎囊大小	CS	受精卵发育的早期阶段，在超声上的样子就像一个毛茸茸的小团子	胎囊的大小、位置、形态，可以用来核对孕周，了解胎儿发育情况，确定有无流产可能
双顶径	BPD	头部左右两侧之间最长部位的长度	早期可以用来预测胎龄，中期后可以推定胎儿体重，判断胎儿是否过大，能否顺利经阴道分娩的客观指标
股骨长径	FL	胎儿的大腿骨的长度。它的正常值与相应怀孕月份的BPD值相差2~3厘米	妊娠20周后，作为预测胎儿大小的指标，是检查胎儿发育状况的指标
腹部前后径	APTD	腹部前后间的厚度	在检查胎儿腹部的发育状况以及推定胎儿体重时，需要测量该数据
腹部横径	TTD	腹部的宽度	妊娠20周后用于检查胎儿发育情况，也可测量腹部的面积
羊水指数	AFI	孕妇平卧位，以脐横线与腹部正中线为标志，将腹部分为四部分，测定各象限最大羊水暗区垂直深度相加而得	孕晚期羊水指数的正常值是8~18厘米，小于此范围为羊水过少，超过此范围的则为羊水过多
胎盘分级	GP	为胎盘分级，一般胎盘分为0、Ⅰ、Ⅱ、Ⅲ级，有时还有Ⅲ+级	级别越高，提示胎盘成熟度越高，如妊娠中期就出现Ⅲ级，需警惕胎盘过度老化的可能
脐动脉的收缩压/舒张压	S/D	为胎儿脐动脉收缩压和舒张压的比值，与胎儿供血状况有关	当胎盘功能不良或脐带异常时，此比值会出现异常，正常情况，随孕周增加胎儿收缩压下降，舒张压升高，比值下降，近足月妊娠时S/D小于3

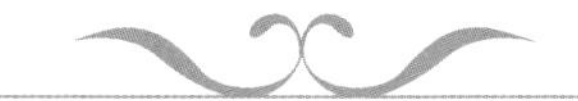

专家教你看懂产检报告单

妊娠糖尿病

50克糖筛查高值且葡萄糖耐量试验两项达到或超过标准，提示可能为妊娠糖尿病

妊娠糖尿病是指怀孕前未患糖尿病，而在怀孕时才出现高血糖的现象。有1%～7%的准妈妈会出现妊娠糖尿病，它已成了怀孕期间最常见的健康问题之一。

到妊娠中晚期，准妈妈体内抗胰岛素样物质增加，使准妈妈对胰岛素的敏感性下降，为维持正常糖代谢水平，胰岛素需求量必须相应增加。准妈妈如果胰岛素分泌受限，不能正常代偿这一生理变化就会使血糖升高。

一般来说，如果50克糖筛查的测量结果显示血糖值高于11.1毫摩尔/升（200毫克/分升），大多数医院都会认为准妈妈有糖尿病，不需要再做糖耐量测试。但是，如果准妈妈的血糖在7.77～11.1毫摩尔/升（140～200毫克/分升），那么就需要做糖耐量测试来进一步确诊。需要提醒的是：不同的医院用来衡量糖筛查正常值的标准可能会不一样，有的把界限划在7.22毫摩尔/升（130毫克/分升），有的划在7.77毫摩尔/升（140毫克/分升）。界限越低，存在假阳性的可能性就越高。

如果准妈妈四项葡萄糖耐量试验结果（包括空腹时的血糖值）中有两项达到或超过标准；或者有2次以上的空腹血糖超过标准；或者50克糖筛查血糖值和空腹血糖值都超过标准，那就会被诊断为妊娠糖尿病。如果准妈妈在这四项结果中，有任何一项达到或超过标准，则会被诊断为妊娠期糖耐量减低。

前置胎盘

B超检查异常提示可能存在前置胎盘

胎盘是由胚胎的绒毛和子宫的蜕膜所构成，是母体与胎宝宝之间进行物质交换的重要器官。胎盘是在母体内关乎胎宝宝安危的重要器官，胎宝宝的气体交换、消化、吸收、排泄都离不开它。一直到胎宝宝出生后，胎盘才结束自己的一生，可谓劳苦功高。所以，胎盘正常与否对胎宝宝的健康发育和准妈妈安全妊娠非常重要。

正常胎盘附着于子宫体部的后壁、前壁或侧壁。若胎盘附着于子宫下段，甚至胎盘下缘达到或覆盖宫颈内口处，其位置低于胎宝宝先露部，称为前置胎盘。

在孕晚期，准妈妈发生无诱因的无痛性反复阴道流血，就要高度警惕前置胎盘。经B超检查可判断是否存在前置胎盘。

前置胎盘分为完全性前置胎盘、边缘性前置胎盘和部分性前置胎盘。一般来说，阴道流血发生时间的早晚、反复发生的次数、出血量的多少与前置胎盘的类型有很大关系。完全性前置胎盘往往初次出血的时间早，在妊娠28周左右，反复出血的次数频繁、量较多，有时一次大量出血即可使患者陷入休克状态；边缘性前置胎盘初次出血发生较晚，多在妊娠37～40周或临产后，量也较少；部分性前置胎盘初次出血时间和出血量介于上述两者之间。

胎盘早期剥离

B超检查异常提示可能有胎盘早期剥离

胎盘剥离是指胎盘从子宫壁上脱落下来，可以部分或全部从子宫壁剥离下来。正常情况下，除非在分娩后，否则胎盘不会从子宫壁上脱落下来。如果在妊娠20周后或分娩期，正常位置的胎宝宝娩出前，胎盘部分或全部从子宫剥离，称为胎盘早期剥离。因为胎宝宝主要依赖胎盘供血，发生胎盘剥离后，胎宝宝就不能再通过胎盘获得供血，会导致胎宝宝死亡。

造成胎盘早期剥离的原因尚不清楚，一些因素也许会增加胎盘早期剥离的发生率，主要包括：准妈妈腹部受到撞击，如遇车祸；脐带太短；子宫大小突然发生改变（分娩或羊膜破裂）；高血压；缺乏营养；子宫异常，胎盘不能正常附着。研究表明，叶酸缺乏也会导致胎盘早期剥离。胎盘早期剥离时，常发生阴道流血，并伴有腹痛；也可能不出现流血现象，血液淤积在子宫壁和胎盘间。还有其他一些症状，如缺乏胎动、胎宝宝死亡、子宫或腹部触痛、子宫痉挛等。

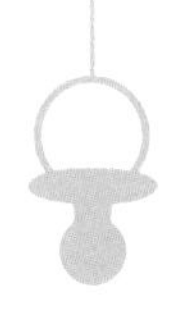

每月必做的常规检查

常规项目检查

孕7个月准妈妈进入孕晚期，并进行第5次产检。继续进行产前常规检查，包括体格检查，测量体温、体重、血压和心率等；进行产前常规项目检测，包括血常规、尿常规、肝肾功能、妇科检查、测量胎心、监测胎动、测量宫高等，以了解准妈妈的身体情况及胎宝宝的发育状况和营养情况，并及时发现孕晚期可能出现的异常情况。

进入孕晚期，随着胎宝宝的发育长大，准妈妈身体负担越来越重，可能会出现各种妊娠并发症。这个月，准妈妈要密切关注血压的变化，及时进行50克糖筛查，进行一次心电图检查；从孕7个月的后期开始，每次产检都要了解胎位情况，必要时还要通过复查B超确定，同时观察胎宝宝生长发育情况和胎盘位置及成熟度等。

血压

准妈妈可以进行家庭血压监测。一般在准妈妈血压平稳的早晨，每周测1～2次，血压波动时每天1～2次。在早晨7：00～8：00和下午7：00～8：00测量，每次测量3次，取平均值并记录。

轻度妊娠高血压的判断 准妈妈在未孕或孕20周前，基础血压不高，而妊娠20周后血压开始升高，≥140/90毫米汞柱，或收缩压超过原基础血压30毫米汞柱，舒张压超过原基础血压15毫米汞柱，并有水肿。

中度妊娠高血压的判断 血压超过140/70毫米汞柱，但不超过160/110毫米汞柱；尿蛋白（+）；无自觉症状。

妊娠高血压综合征的判断 血压高达160/110毫米汞柱或更高；24小时尿内蛋白量达到或超过5克；可有不同程度的水肿，并有一系列自觉症状出现，同时有头痛、眼花、恶心、胃区疼痛及呕吐等症状，预示将发生抽搐，发生先兆子痫和子痫。

心电图检查

心电图是反映心脏兴奋的电活动过程，心电图检查对心脏基本功能及其病因分析具有重要的意义。心电图检查可以分析与鉴别各种心律失常；对心肌梗死的诊断有很高的准确性；还可以帮助诊断心肌炎、心肌病、冠状动脉供血不足和心包炎等。

由于胎宝宝的存在，胎盘供血量增加，导致全身循环血量、心排出量增加，实际上加重了准妈妈的心脏负担。如果心脏储备不足，很有可能出现心跳过速和心律不齐。随着孕期进展，准妈妈肚子越大，需要的能量和营养也就越多，对心脏功能要求也就越高。所以，在孕晚期，医生往往建议准妈妈做一次心电图检查，其目的是为了了解准妈妈的心脏功能，确定是否存在异常，及时发现并预防妊娠并发症。

如果准妈妈心电图确实出现了比较严重的问题，比如房性期前收缩、室性期前收缩、房室传导阻滞等，就需要进一步做24小时动态心电图的检查。

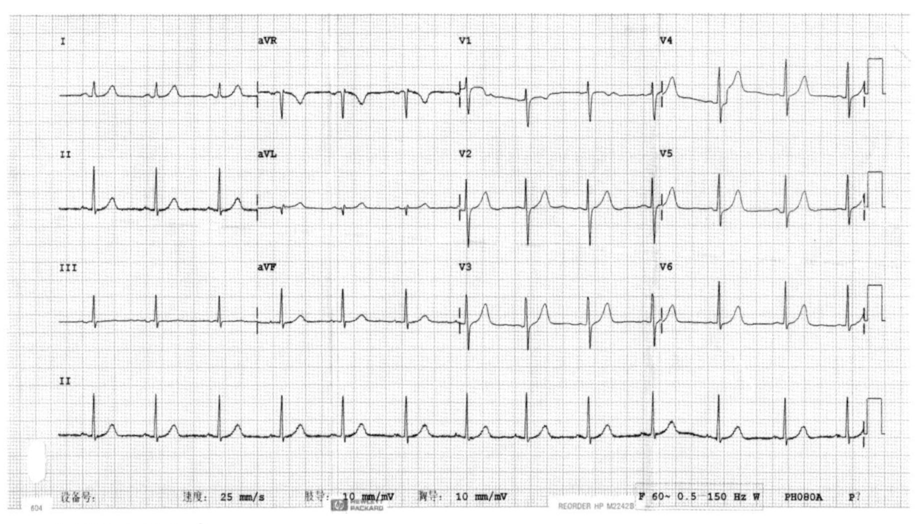

▲ 心电图检查报告单

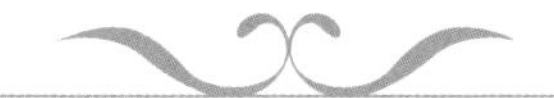

专家教你看懂产检报告单

子痫

血压 > 160/110毫米汞柱（并出现尿蛋白抽搐或昏迷）提示可能为子痫

妊娠高血压综合征为妊娠高血压病情的进一步发展。血压可达160/110毫米汞柱或更高；24小时尿内蛋白量达到或超过5克；可有不同程度的水肿，并有一系列自觉症状出现。

妊娠高血压综合征可分为先兆子痫和子痫两个阶段。先兆子痫是在发生妊娠高血压及蛋白尿的基础上，出现头痛、眼花、恶心、胃区疼痛及呕吐等症状，还未发生抽搐，称为先兆子痫。在先兆子痫的基础上进而有抽搐发作，或伴昏迷，称为子痫。

子痫发作时常表现为眼球固定、斜视一方、瞳孔放大、头向一侧扭转、牙关咬紧，从嘴角开始出现面部肌肉痉挛，数秒后全身肌肉收缩，双手紧握，双臂伸直，腿部旋转，迅速发生强烈的抽动、口吐白沫。抽搐时呼吸暂停、面色青紫，约1分钟，抽搐幅度渐减，全身肌肉放松。至此准妈妈才会恢复呼吸，逐渐清醒。抽搐临发作前及抽搐期间，患者神志丧失。抽搐次数少及间隔长者，抽搐后短期即可苏醒；抽搐频繁且持续时间较长者，往往陷入深昏迷。少数患者抽搐后立即清醒，亦可停止片刻再发生抽搐。

在抽搐过程中易发生种种创伤。如唇舌咬伤、摔伤甚至骨折；昏迷中如发生呕吐可造成窒息或吸入性肺炎，亦可发生胎盘早剥、颅内出血及发动分娩。

子痫多发生于孕晚期或临产前，称产前子痫；少数发生于分娩过程中，称产时子痫；个别发生在产后24小时内，称产后子痫。

妊娠合并心脏病

心脏听诊发现舒张期杂音，Ⅲ级或Ⅲ级以上收缩期杂音粗且时长；常规心电图检查显示持续反复的心律失常，如心房颤动或扑动、高度房室传导阻滞、室性快速性心律失常等提示可能为妊娠合并心脏病

妊娠合并心脏病，以先天性心脏病、风湿性心脏病最常见，占80%左右，尤以二尖瓣狭窄最多见，是严重的妊娠并发症，在中国孕产妇死亡原因中占第二位。

妊娠合并心脏病的准妈妈从怀孕开始至分娩后数周内，循环系统可发生一系列复杂变化。比如：孕期心跳速度比未怀孕妇女要快，在近足月时每分钟可增加10次左右；血容量于妊娠第6～10周开始增加，至第32～34周达最高峰，较未妊娠时增长30%～50%，易形成生理性贫血；大多数准妈妈的小腿及脚踝处会发生水肿；而到了孕晚期，由于子宫明显增大，致横膈抬高，心脏呈横位，血管扭曲，右心室压力升高，加重了心脏的负担。

如果合并心脏病的准妈妈病情较轻、代偿功能良好，对胎宝宝影响不大；如准妈妈已患有心脏病而心脏功能有所减退时，则此额外负担可能造成心脏功能进一步减退，会引起心力衰竭、流产、早产，或致胎宝宝宫内发育不良、死产，威胁母婴生命。

心电图检查注意事项。

1.不要空腹做检查。以免出现低血糖，使心跳加快，影响检查结果。

2.禁止在检查前做剧烈运动。检查前最好休息一会儿，等平静下来再做；检查时情绪保持稳定，取平卧位，全身肌肉放松，且应保持固定的姿势，否则会产生干扰，影响心电图的清晰度。

3.最好穿一些容易解脱的衣服，夏天不要穿连衣裙。丝袜和裤袜可能造成导电不良，检查前应脱掉。金属物品如手表、皮带扣、拉链等会干扰检查，要提前取下。

4.过去做过心电图且有异常的准妈妈，应把以往心电图报告或记录交给医生，以辅助诊断。

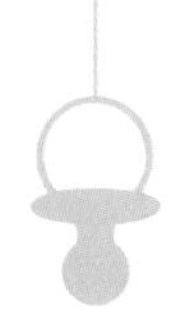

本月妈妈可能想知道的事情

家庭监测体重

从准妈妈怀孕28周开始，准爸爸可提醒准妈妈每周测量一次体重，一般每周增加500克为正常。若准妈妈体重增加过快或不增加，都是不正常的表现，准爸爸应带准妈妈到医院检查，找出原因。

下面是通过调查得出的准妈妈体重值增加的正常范围，供准妈妈参考。

- 孕前体重40千克的准妈妈体重增加了12千克。
- 孕前体重50千克的准妈妈体重增加了10千克。
- 孕前体重60千克的准妈妈体重增加了8千克。
- 孕前体重70千克的准妈妈体重增加了4千克。

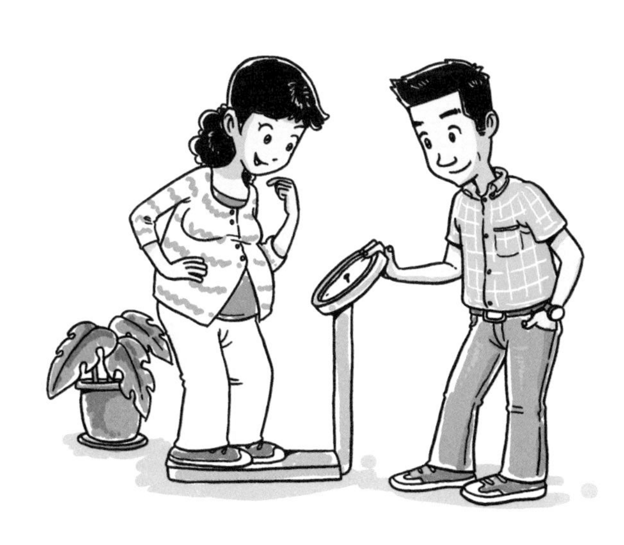

孕晚期及时补锌、碘、铁

• 及时补锌

如果准妈妈在孕期不能摄入足够的锌，就可能导致胎宝宝大脑皮质边缘部海马区发育不良，严重地影响胎宝宝后天的智力及记忆力；新生儿出生后体重低、毛发稀疏枯黄、味觉功能异常，甚至出现发育畸形；若准妈妈血锌水平过低，甚至会导致流产或死胎等严重后果。此外，准妈妈分娩时主要靠子宫收缩，而血锌水平还会影响到准妈妈子宫的收缩。如果准妈妈血锌水平正常，子宫收缩有力；反之，子宫收缩无力，影响正常分娩。

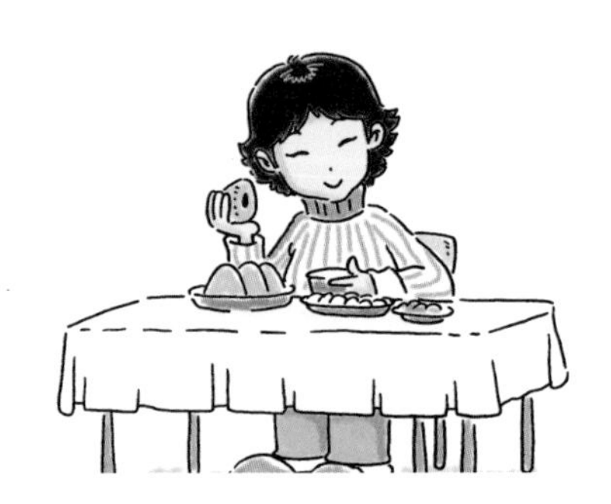

锌完全由食物提供，因此补锌的最佳途径是食补。准妈妈在日常饮食中一定要注意多吃富含锌的食物，如牡蛎、紫菜、虾皮、牛肉、猪肉、羊肉、动物肝脏、蛋黄、豆类、芝麻酱、苹果、香蕉、卷心菜、植物的种子（麦胚、葵花子、花生、核桃等）等。一般来说，正常人每日需从饮食中补充12～16毫克锌，准妈妈每日需要补锌20毫克。严重缺锌者可在医生指导下，服用葡萄糖酸锌或硫酸锌制剂。

• 及时补碘

碘是人体各个时期所必需的微量元素之一，它是人体甲状腺激素的主要成分，能影响大脑皮质和交感神经的兴奋。它直接影响胎宝宝和婴幼儿的生长发育。如果准妈妈碘摄入不足，会使胎宝宝甲状腺功能减退、神经系统发育不良。严重碘缺乏的准妈妈，还可导致孩子出生后智力低下、呆傻等，对孩子造成不可逆转的损害。

人体的碘80%～90%来源于食物，所以碘必须从食物或其他补充剂中摄取。含碘量最丰富的食品为海产品，如海带、紫菜、淡菜、海参、干贝、龙虾、海鱼等。食用时应注意烹调方式，避免碘缺失。此外，摄入碘盐是补碘的另一重要途径。

·及时补铁

这一阶段，准妈妈还常有贫血现象出现。据统计，约25%的准妈妈在怀孕期间会出现不同程度的贫血，主要为缺铁性贫血。

治疗缺铁性贫血主要是加强营养，进行食补，多吃一些瘦肉、动物肝脏、鸡蛋、动物血、黑木耳、紫菜、海带、豆制品等含铁较丰富的食物。

妊娠糖尿病准妈妈应合理控制血糖

妊娠糖尿病，最明显的症状是“三多一少”，即多饮、多食、多尿，但体重减轻，还伴有呕吐。患妊娠糖尿病的准妈妈由于体内胰岛素缺乏，食物中葡萄糖未被充分利用即被排泄掉了，而由脂肪供应热量，蛋白质转化为葡萄糖的速度也大大加快，因此体内糖类、蛋白质及脂肪均大量消耗。

·妊娠糖尿病对准妈妈和胎宝宝危害大

增加孕期疾病的发生 增加孕期并发症、妊高征的发生率；造成感染增多，如肾盂肾炎、皮肤疥疮、伤口感染、产褥感染、乳腺炎等。

造成胎儿宫内发育迟缓 会引起胎宝宝宫内窘迫，使窒息率增加，严重的还会发生缺血缺氧性脑病，遗留神经系统后遗症。

造成胎宝宝过大，可出现难产及胎宝宝死亡等 患妊娠糖尿病的准妈妈孕育巨大儿的概率增加，使难产、产伤和胎宝宝死亡发生率增加，并有产程延长的可能，会出现产程停滞和产后出血等；剖宫产率增加；胎儿畸形率增加。

易发生新生儿低血糖 新生儿低血糖发生率可达50%～70%，低血糖对新生儿脑细胞可造成不可逆的损害。

·饮食调节控制孕期血糖

饮食调节对妊娠糖尿病准妈妈孕期控制血糖尤为重要，可以请医生或营养师制定符合自己个体情况的营养治疗方案。首先要根据准妈妈的身高、年龄、体重、活动强度计算每天需要摄入的总热量。然后根据准妈妈处于妊娠早期、中期还是晚期做出相应的调整。之后根据热量营养分布原则（通常为糖类即碳水化合物占50%～60%，蛋白质占20%～30%，脂肪占30%～40%），分别计算三种营养物质的需要量，并按照一定的换算方式安排到食物中。

妊娠糖尿病准妈妈必须定期监测血糖，可以使用家庭用的血糖仪或血糖试纸。在治疗初期，甚至可能需要每天检测5～8次血糖，分别在餐前、餐后、空腹及夜间。经过治疗，血糖比较稳定后，就可以减少检测血糖的次数，但是每周仍要监测一天。

· “糖”妈妈饮食原则

注意热量需求 妊娠初期不需要特别增加热量，中后期必须依照孕前所需的热量，再增加1254千焦/天（300千卡/天）。由于母体内酮体增加，对胎宝宝造成不良影响，故孕期中不宜盲目减肥。

注意餐次分配 为维持血糖值平稳及避免酮血症的发生，餐次的分配非常重要。因为一次进食大量食物会造成血糖快速上升，且母体空腹太久时，容易产生酮体，所以建议少食多餐。一般每天5～6餐，这样可以避免餐后血糖迅速升高。早餐占总热量的10%～15%；午餐、晚餐各占30%；加餐（上午、下午、晚上）各占5%～10%。特别要避免晚餐与隔天早餐的时间相距过长，所以睡前要补充点心。妊娠糖尿病准妈妈早晨的血糖值较高，因此早餐淀粉类食物的含量要少。

正确摄取糖类 糖类的摄取是为提供热量、维持代谢正常，并避免酮体产生。不应误以为不吃淀粉类就可控制血糖或体重；而是应尽量避免加有蔗糖、砂糖、果糖、葡萄糖、冰糖、蜂蜜、麦芽糖的含糖饮料及甜食，以避免餐后血糖的快速升高。

注重蛋白质摄取 如果在孕前已摄取足够营养，则妊娠初期不需增加蛋白质摄取量，妊娠中期、后期每天需增加蛋白质的量各为6克、12克，其中一半来自蛋、牛奶、红色肉类、鱼类及豆浆、豆腐等豆制品。每天至少喝两杯牛奶，以获得足够钙质，但千万不可以把牛奶当水喝，以免血糖过高。

油脂类要注意 烹调用油以植物油为主，减少油炸、油煎、油酥类食物，以及动物皮、肥肉等。

多摄取膳食纤维 在可摄取的分量范围内，多摄取高膳食纤维食物，如：以糙米或五谷米饭取代白米饭，增加蔬菜的摄取量，吃新鲜水果而勿喝果汁等，可延缓血糖的升高，帮助控制血糖，也比较有饱腹感，但千万不可无限量地吃水果。

孕晚期出血要警惕前置胎盘

• 前置胎盘首先止血补血

前置胎盘是妊娠晚期出血的主要原因之一，是妊娠期的严重并发症，处理不当会危及母体和胎儿的生命安全。前置胎盘患者中85%～95%为有过妊娠经历的产妇。

妊娠晚期或临产时，发生无诱因的无痛性反复阴道流血是前置胎盘的主要症状。由于反复多次或大量阴道流血，患者可出现贫血，贫血程度与出血量成正比，出血严重者可发生休克，胎宝宝发生缺氧、宫内窘迫，甚至死亡。

如果准妈妈阴道出血量不多，全身情况好，在妊娠37周以内，出血期间需要住院静卧治疗：服用镇静及止血药物，积极纠正贫血；必要时给予宫缩抑制剂。在确保母体安全的前提下，可等待胎宝宝成长到接近足月，以提高胎宝宝

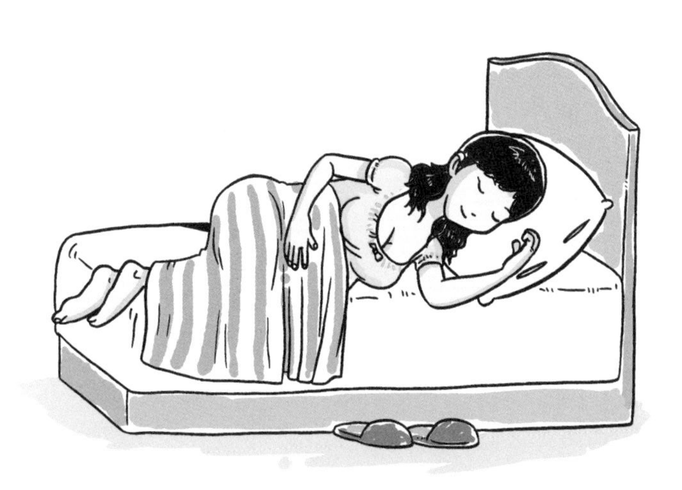

存活率。如果准妈妈阴道大出血或反复多次出血致贫血甚至休克，无论胎宝宝存活与否，为了准妈妈的安全都需要终止妊娠。

• 多卧床休息

如果前置胎盘症状不是很严重，准妈妈要多卧床休息，并采取左侧卧位。躺的时候，可以在脚下垫一个枕头，把脚和臀部抬高，尽量让胎盘长上去；同时，尽量少站少坐，实在要坐的话，尽量把肚子放平，与地面的角度越小越好。

• 预防之道

避免搬重物 怀孕中晚期，生活细节要多小心，不宜搬重物或腹部用力。

不要太劳累 高危妊娠的准妈妈应该多休息，避免劳累。

注意胎动 每日留意胎动是否正常，当觉得胎动明显减少时，需尽快就医检查。

不可过度运动 过度运动也可能引发出血或其他症状，因此准妈妈不宜进行太激烈的运动。

PART 08

孕8月，你家宝宝“倒立”了吗？

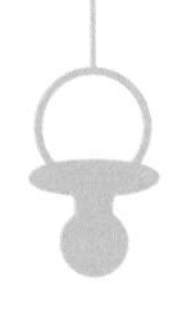

这时，你和宝宝是怎样的状态

妊娠8个月准妈妈腹部妊娠纹加深

妊娠第8个月，准妈妈正式进入孕晚期了，子宫底达肚脐至剑突中间，腹部逐渐变大，下腹部的皮肤出现宛如割线般的妊娠纹。对准妈妈而言，此时负担开始变重。在日常生活中会变得行动不便，很容易疲倦，有时会腰痛，有时脚跟刺痛，小腿肚也常会出现抽筋现象，举步维艰。此时会常发生不规则的宫缩，准妈妈会觉得肚子一阵阵发硬发紧，这是正常的。

这个时期离分娩不远了，准妈妈应该认真学习和了解一下相关知识。孕晚期胎儿营养需求达到最高峰，这时准妈妈需大量摄取蛋白质、维生素、铁质和钙质。这个时期，胎宝宝的动作通常配合准妈妈的生活节奏。

妊娠8个月胎宝宝在迅速成长

孕8个月胎宝宝的身长已至38～41厘米，体重1100～1700克。

胎宝宝的颜面已长得相当结实，肺等内脏器官和脑、神经系统都发育到一定程度；呼吸运动还不规则，肺囊亦未充分扩展开来，羊水量不再像以前那样增加了，迅速成长的胎宝宝身体紧靠着子宫；一直自由转动的胎宝宝，到了这个时期，位置也固定了，由于头重，一般头部自然朝下。

胎儿的大脑活动是非常活跃的，大脑皮质已出现一些特有的沟回，准妈妈在日常生活中所产生的各种声音逐渐传至胎宝宝脑部，胎宝宝听到声音时，胎动会有抑制的倾向，心跳也会变化；通常根据准妈妈的感情变化，胎宝宝的反应分为心跳没有变化（抑制型）和心跳有变化（反应型）两种。所以，准妈妈温柔的说话声非常重要，如果胎宝宝听到很大的声音或语气严厉的声音，胎动就会出现紊乱，胎宝宝会感到不愉快。胎宝宝听到母亲歇斯底里的声音，血压就会剧烈波动。

到妊娠第8个月，胎宝宝已经会打呵欠了，而且会出现想睡觉的眼神和表情，眼皮似睁似闭，脸部左右摆动，有时吮吸手腕、手指，尤其是当准妈妈饿了时，他们吸得更起劲，嘴巴张开，好像在需求什么。

到妊娠第8个月结束、迈入妊娠第9个月时，胎宝宝的眼睛开始对光线有所反应，而且会有瞳孔反射。此时，胎宝宝的味觉更加发达，从妊娠第30周左右开始，胎宝宝已经能记住甜味和苦味。通过对早产儿的实验，证实胎宝宝是喜欢甜味的。

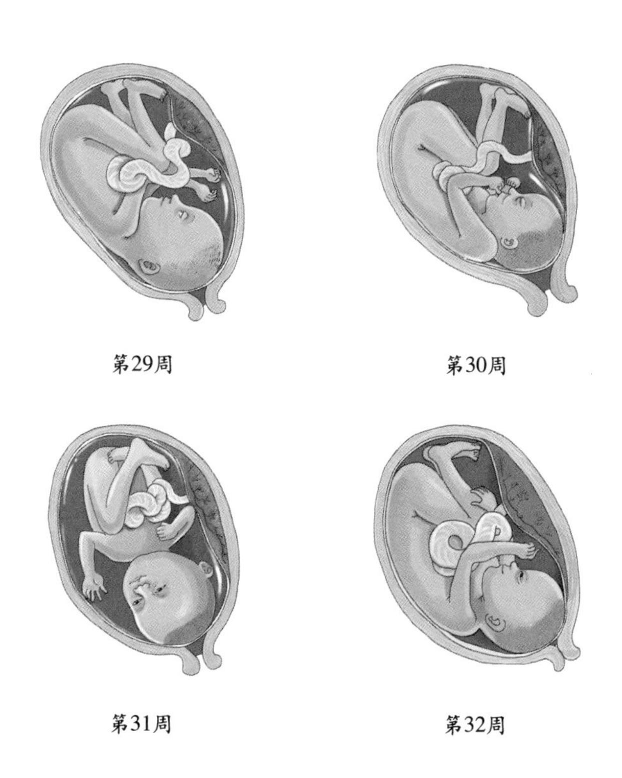

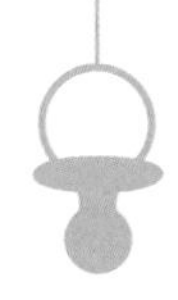

孕8月产检重点：产道检查、胎位检查

产道检查、胎位检查

妊娠28周后需要通过腹部、阴道检查胎位。尤其是之前胎位不正的准妈妈，需要检查一下胎宝宝是否“转正”。若胎位不正，可及时治疗。如未转为头位，则应选择分娩方式，提前住院待产，避免因分娩时胎位不正造成严重后果。

医生结合骨盆内外测量的结果，用双手触诊准妈妈腹部来判断胎宝宝身体的姿势。如果怀疑胎位不正，还要进一步进行B超检查加以确定。

腹型测量观察 尺测耻骨上子宫长度及腹围；进一步进行B超检查，观察胎先露与骨盆的关系，还可测量胎头双顶径、胸径、腹径、股骨长度，预测胎宝宝体重，判断能否顺利通过骨性产道。

估计头盆关系 检查头盆是否相称的具体方法是：准妈妈排空膀胱，仰卧，两腿伸直，检查者将手放在耻骨联合上方，将浮动的胎头向骨盆腔方向推压。若胎头低于耻骨联合平面，表示胎头可以入盆，头盆相称，称为跨耻征阴性；若胎头与耻骨联合在同一平面，表示可疑头盆不称，称为跨耻征可疑阳性；若胎头高于耻骨联合平面，表示头盆明显不称，称为跨耻征阳性。对出现跨耻征阳性的准妈妈，应让其取两腿屈曲半卧位，再次检查胎头跨耻征，若转为阴性，提示为骨盆倾斜度异常，而不是头盆不称。

异常胎位 如果骨盆入口狭窄，往往会因头盆不称，临产后胎头仍未入盆，胎位异常如臀先露、肩先露发生率极高；中骨盆狭窄影响已入盆的胎头内旋转，导致持续性枕横位、枕后位等。

臀位的诊断——腹部检查子宫呈纵椭圆形，子宫底部可触到圆而硬、按压有浮球感的胎头。耻骨联合上方可触到软、宽而不规则的胎臀。胎心音在脐上方左或右侧听得最清楚。B超检查胎头在肋缘下。耻骨联合上方为臂或为足。

横位的诊断——子宫呈横椭圆形，胎头在母体腹部一侧触及，耻骨联合上方较空虚。胎心音在脐周两旁最清楚。B超检查胎头在母体腹部的一侧。

血钙检查

孕晚期，有一些准妈妈会出现腿脚抽筋，这往往是由于孕期血钙水平低造成的。这时就需要检查血钙予以确认。此外，低血钙是引起妊娠期高血压的原因之一，若血钙偏低，准妈妈应及时补钙，以降低妊娠期高血压综合征的发生率。

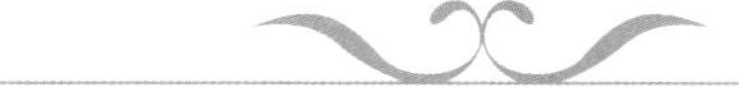

专家教你看懂产检报告单

胎位不正

产道或B超检查异常可提示胎位不正

胎位是指胎宝宝先露的部位与母体骨盆前、后、左、右的关系。孕8个月时，胎宝宝位置基本固定了，由于头重，一般头部自然朝下，多是头下臀上的姿势。在妊娠25～26周时，约有50%的胎宝宝胎位不正，即胎宝宝的头在上面、脚在下面。但是准妈妈不用紧张，有些胎宝宝会用自己的脚去踢子宫壁，在羊水中慢慢地掉头，变成头在下、臀在上。过了30 周以后，大约有90%的胎宝宝的胎位是正常的。

胎宝宝出生前在子宫里的姿势非常重要，它关系到准妈妈是顺产还是难产。胎位有以下几种情况。

超声号 10102183　　**产科超声检查报告单**　　序号 20110111-A190

姓　名　　**性别** 女　**年龄** 29 岁　**科别** 产科门诊　　**门诊号**
住院号　　**床位**　　**临床诊断**
检查项目 晚孕超声检查　　**孕周**[LMP]　31W0D　**申请医师**

超声测量： 默认[cm]

名称	测值[cm]	名称	算值	名称	测值
双顶径BPD	8.18	FL/BPD	0.73	脐动脉　S/D	2.68
头围　HC	29.22	HC/AC	1.06	胎盘厚度	2.63
腹围　AC	27.52	FL/AC	0.22	胎儿心率	148
股骨长 FL	6.01	体重[克]EFW	1810±	羊水指数	14.21

超声所见：
经腹壁扫查：
胎头耻上，颅骨呈环形强回声，脑中线居中，双侧脑室对称；
胎儿脊柱连续性好排列整齐；四肢、双手、双足部分可见；
胎心胎动可见，四腔心切面显示清晰，未见明显重大异常；
胎儿腹部内脏：肝、胆、胃、双肾、膀胱可见；
胎儿颈部皮肤未见压迹；
胎盘位于前壁，Ⅰ级。
宫颈显示不清。

超声提示： 超声孕周31周3天，单活胎，头位

备注：

录入员　　**诊断医师：**　　**签名：**　　**时间**2011-1-11 11:09

▲ 正常头位超声检查报告单

头位 如果胎宝宝头在下方，臀在上方，就是头先露，这样的胎位叫头位。头位具体分为枕前位、枕后位、颜面位、额位。

臀位 如果胎宝宝头和臀颠倒过来，臀在下，头在上，是臀先露。

横位 当胎宝宝之长轴和母亲之长轴互相垂直，且胎宝宝的肩膀或手为先露部位，称为横位。当胎宝宝小于1500克时或是多胎，特别容易发生横位。横位具体分为胎宝宝臀位接近母亲骨盆和胎宝宝头部接近母亲骨盆两种。

正常的胎位应该是枕前位，即胎宝宝背朝前胸向后，两手交叉于胸前，两

腿盘曲，头俯曲，枕部最低，医学上称枕前位为正常胎位。只有胎宝宝是枕前位，在分娩时，才能自行完成“儿头回旋”的一系列动作，顺利娩出。不过，有些胎宝宝虽然也是头部朝下，但胎头由俯屈变为仰伸或枕骨在后方，就属于胎位不正了。臀部先露（臀位），脚或腿部先露，甚至手臂先露（横位）等，更是胎位不正。

这些不正常的胎位，等于在准妈妈本来就很有限的分娩通道中又设置了障碍，因而容易导致难产。以臀位为例，容易导致胎膜早破，造成脐带脱垂或分娩时出头困难，从而危及胎宝宝的安全。再如横位，由于分娩时先露部分不能紧贴宫颈，对子宫的压力不均匀，容易导致子宫收缩乏力，致使胎儿宫内窘迫或窒息死亡。

妊娠30周后经产前检查，发现臀位、横位、枕后位、颜面位等就称为胎位不正，其中以臀位为常见。胎位不正如果不纠正，分娩时可造成难产。

一般而言，在妊娠32～34周还是胎位不正，就应该考虑采用何种方式生产。比如，横位如未及时处理，会导致脐带脱垂，胎死宫内，甚至有子宫破裂危险。所以，横位应择期做剖宫产。

缺钙性抽搐

血钙水平降低提示可能缺钙

孕期缺钙的主要症状是：缺钙性抽搐、牙齿松动和妊娠期高血压综合征。

缺钙性抽搐是孕期最常见的一种情况。很多准妈妈在怀孕期间会出现腿部痉挛的情况，俗称“抽筋”，且多在小腿部位。抽筋不是自然生理反应，它的出现提示身体可能存在某些异常。

准妈妈缺钙还容易造成牙釉质发育异常，抗龋能力下降，使牙齿的硬组织结构变得疏松不结实。如果准妈妈出现牙齿松动的现象，并且血钙水平低于正常值，就说明准妈妈缺钙了。此时应每天口服一定量的钙片，以补充体内钙的需求。

妊娠期高血压的发生也常与准妈妈缺钙有关。如果出现妊娠期高血压的症状，准妈妈也应检查是否是缺钙造成的。

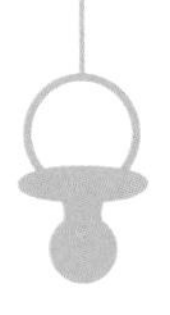

每月必做的常规检查

常规项目检查

妊娠8个月准妈妈进行第6次产检。继续进行产前常规检查，包括体格检查，测量体温、身高、体重、血压和心率等；进行产前常规项目检测，包括血常规、尿常规、肝肾功能、妇科检查、测量胎心、监测胎动、测量宫高等，以了解准妈妈情况和胎宝宝在孕8月的发育状况和营养情况，并及时发现孕晚期可能出现的异常情况。

这个时期，也是准妈妈最容易发生水肿、脚抽筋、贫血、高血压、糖尿病、蛋白尿、异常出血等各种妊娠并发症的时期。所以，准妈妈要特别重视产前检查，可以根据自身出现的不适或医生的建议进行一些特殊检查，比如乙肝五项（尤其是早期没有检查的准妈妈）、血钙的检查等。对于胎位不正的准妈妈，还可以进一步检查以确定是何种胎位。

肝功能

孕晚期，各种妊娠并发症较容易出现，尤其是妊娠肝内胆汁淤积症、妊娠病毒性肝炎等，具体做哪项检查，应结合病史和症状听取医生建议，选择一组或其中几项检查。

检查要求如下。

1.肝功能检查前不能进食。肝功能检查抽血要求空腹，空腹时间一般为8～12小时。

2.在肝功能检查前一天的饮食要清淡。油腻的饮食可能会造成氨基转移酶等其他指标不正常，这样会使检查结果出现误差。

3.在肝功能检查前不要服用药物。因为有些药物会加重肝脏负担，造成肝功能暂时性损伤，从而影响肝功能检查结果的准确性。

4.在肝功能检查前要保证充足的睡眠，不要剧烈运动。剧烈运动会使氨基转移酶升高，从而影响检查结果的准确性。

5.检查前一天一定不要喝酒。喝酒会导致氨基转移酶的升高，影响检查结果的准确性。

乙肝五项

乙肝五项定量检查可以动态观察疗效，对乙肝病情进行监测。乙肝五项定量检查可对乙肝的病程、治疗、预后起到动态监测的作用，可以为医生提供依据，指导治疗。

乙肝五项检查分别是：表面抗原（HBsAg）、表面抗体（抗HBs）、e抗原（HBeAg）、e抗体（抗HBe）、核心抗体（抗HBc）。乙肝五项又叫“乙肝两对半”。

检验编号：1050

姓　名：　　性　别：女　　年　龄：28岁
门　诊　7082116557　　科　别：妇产科　　床　号：
病　区：　　采样时间：0000-00-00 00:00　　标本种类：血清

No	项　目	结果	提示	参考值	单位	检验方法	试剂品牌
1	*乙肝病毒表面抗原	0.00	阴性	<0.05	IU/ml	微粒子发光法	美国雅培
2	*乙肝病毒表面抗体	877.930	阳性	<10	mIU/ml	微粒子发光法	美国雅培
3	*乙肝病毒核心抗体	0.170	阴性	<1	S/CO	微粒子发光法	美国雅培
4	*乙肝病毒E抗原	0.395	阴性	<1	S/CO	微粒子发光法	美国雅培
5	*乙肝病毒E抗体	1.920	阴性	>1	S/CO	微粒子发光法	美国雅培
6	*丙肝病毒抗体	0.120	阴性	<1	S/CO	微粒子发光法	美国雅培

接收时间：2010-9-21 10:12　　报告时间：2010-09-21 14:01　　备　注：
操 作 者：　　审 核 者：　　打 印 者：

▲ 乙肝五项+抗HCV检查报告单

需要提醒的是，准妈妈如果曾经患乙型肝炎或怀疑自己有类似症状，产前检查时就不仅仅要查乙肝五项，还要做B超检查。一般来说，乙肝五项检查很少出现大的变化，要检测是否有病情波动，可以从影像学逐渐看见肝脏的损害程度。

乙肝五项检查主要是检测体内的乙肝病毒抗原情况，也就是乙肝病毒及机体的反应情况。乙肝五项检查与代谢没有直接关系，进食并不影响抗原抗体的指标，即不影响检查结果的准确性，所以准妈妈不需要空腹。

骨盆内测量

胎宝宝能不能通过骨盆而顺利地分娩，既与骨盆的大小有关，也和胎宝宝的大小有关。骨盆虽然形态正常，但径线小，胎宝宝即使正常也可能难产；当骨盆形态异常，而各径线都足够大时，分娩不一定困难。若骨盆大小正常，而胎宝宝过大，胎宝宝与骨盆不相称时，也会发生难产；若胎宝宝较小，即使骨盆小一些，也能顺利分娩。骨盆大小及其形状对分娩有直接影响，是决定胎宝宝能否经阴道顺利分娩的重要因素。

为了准确了解准妈妈骨盆尺寸，减少因骨盆狭窄对分娩造成的危害，孕晚期还要对准妈妈骨盆进行内测量，进一步判断能否自然分娩。如果准妈妈在第1次产检的骨盆外测量中发现异常，也应进行骨盆内测量。骨盆内测量的最佳时间在妊娠28～34周。

进行骨盆内测量时，医生会将手指伸入准妈妈的阴道，测量骨盆各个面的宽度。准妈妈可能会有些不适，但一定要放松，医生检查时做深呼吸运动，同时放松腹部肌肉，这样才会准确。有先兆流产史和早产史的准妈妈可以先做外测量，到临产时再做内测量。

专家教你看懂产检报告单

妊娠肝内胆汁淤积症

肝功能检查异常提示可能有妊娠肝内胆汁淤积症

血清总胆红素轻度升高且胆汁酸升高，提示：可能有妊娠肝内胆汁淤积症。

血清胆汁酸升高（可为正常的10倍，为本病的特异性征象），提示：可能有妊娠肝内胆汁淤积症。

碱性磷酸酶活性升高，提示：可能有妊娠肝内胆汁淤积症。

氨基转移酶轻中度升高，提示：可能有妊娠肝内胆汁淤积症。

妊娠肝内胆汁淤积症是妊娠晚期并发症，发病率仅次于病毒性肝炎，约占妊娠期黄疸的1/5。症状为在妊娠中晚期出现皮肤瘙痒，或皮肤瘙痒与黄疸共存，分娩后迅速消失。

妊娠肝内胆汁淤积症会使准妈妈皮肤持续瘙痒不适，此外胆汁淤积可妨碍脂肪及脂溶性维生素的吸收，影响准妈妈的营养代谢，易引起产后出血。妊娠肝内胆汁淤积症的症状在产后会迅速消失，生化改变在产后1个月内也可恢复正常。

妊娠肝内胆汁淤积症的危害主要在胎宝宝，因为胎盘组织有胆汁淤积，胎盘血流灌注不足，胎宝宝缺氧，可引起早产、胎宝宝宫内窘迫及不能预测的胎宝宝突然死亡。此外，由于母体维生素K吸收减少，影响胎宝宝的凝血功能，阴道分娩时，易发生新生儿颅内出血。如新生儿存活，可遗留神经系统损害。

妊娠肝内胆汁淤积症是只有准妈妈才会发生的特殊病症，每100例准妈妈中有2.3～3.4人发生。皮肤瘙痒是首先出现的症状，大多发生在孕28～32周，最早在孕12周即可发生。随着孕期的进展，皮肤愈来愈痒，以躯干及下肢为主，严重者可波及全身，夜间尤甚，影响睡眠，瘙痒难忍时抓痕累累。分娩后1～2天瘙痒迅速消失，少数持续1周。皮肤瘙痒数周后约有50%孕妇出现黄疸，但仅眼巩膜轻度黄染。部分准妈妈还有食欲减退、腹泻、乏力、腹胀等不适，但不严重。

妊娠合并病毒性肝炎

肝功能检查异常提示可能有妊娠合并病毒性肝炎

血清检查中抗HAV-IgM阳性并有消化道症状及黄疸，提示：可能为甲肝。

血清检查中乙肝五项异常，血清丙氨酸氨基转移酶（ALT）升高并有消化道症状及黄疸，提示：可能为乙肝。

血清检查中抗-HCV阳性，HCV-RNA阳性，提示：可能为丙肝。

血清检查中抗HDV-IgM阳性，抗HDV-IgG阳性，提示：可能为丁肝。

血清检查中HEV-RNA阳性，抗HEV-IgG阳性，抗HEV-IgM阳性，提示：可能为戊肝。

血清检查1周内血清胆红素升高，凝血酶原时间明显延长，黄疸严重（不同程度肝昏迷或腹水），提示：可能妊娠合并重症肝炎。

病毒性肝炎是由多种肝炎病毒引起的、以肝脏炎症和坏死病变为主的一组传染病。主要通过消化道、血液或体液传播。临床上以疲乏、食欲减退、肝功能异常为主要表现，部分病例出现黄疸。

按病原分类，目前已发现的病毒性肝炎可分为甲、乙、丙、丁、戊等主要类型。其中甲型和戊型主要表现为急性肝炎，乙、丙、丁型主要表现为慢性肝炎并可发展为肝硬化和肝癌。

妊娠合并病毒性肝炎是孕期常见的并发症，主要包括甲型、乙型、丙型、丁型和戊型，可发生于妊娠的任何时期，以乙型肝炎最常见，甲型肝炎次之。此病严重威胁准妈妈的生命安全，占准妈妈间接死亡原因的第二位，仅次于妊娠合并心脏病，对母婴的危害较大。

妊娠合并病毒性肝炎可使准妈妈早孕反应加重，妊娠晚期易患妊娠高血压综合征；准妈妈分娩时因肝功能受损，凝血因子合成功能减退，产后出血率增加。若为重症肝炎，会出现全身出血倾向，直接威胁母婴的生命。

准妈妈如果患妊娠合并病毒性肝炎，胎宝宝畸形发生率及流产、早产、死胎、死产和新生儿死亡率明显增高。此外，肝炎还可以母一婴传播，比如乙型肝炎可经胎盘传播、分娩时经产道接触母血传播、产后经唾液及母乳传播；丙型肝炎也存在母一婴传播，感染后易导致慢性肝炎，最后发展为肝硬化及肝癌，直接危害宝宝的生命。

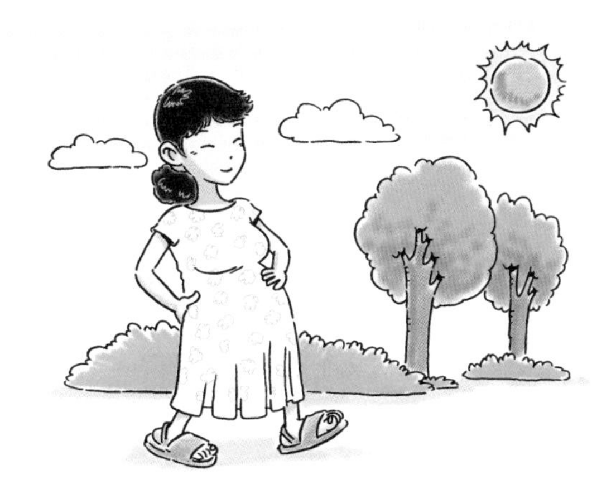

乙型肝炎

肝功能和乙肝五项检查结果异常提示可能为乙型肝炎

乙型肝炎的实验室检查主要包括两个方面：即血液生化检验（肝功能检查）和病毒标记检测（乙肝五项）。

- **肝功能**

肝功能检查常用的项目有蛋白质代谢功能试验、胆红素代谢功能试验及血清酶检查。

血清总蛋白（TP）、白蛋白（ALB）、球蛋白（GLO），以及白蛋白和球蛋白的比值测定（A/G），主要反映肝脏的合成功能，是反映肝脏功能的重要指标。

血清丙氨酸氨基转移酶（ALT）、门冬氨酸氨基转移酶（AST）主要反映肝细胞受损的情况。

胆红素代谢功能试验：直接胆红素（DBIL）、总胆红素（TBIL）主要反映肝细胞的代谢功能。

总蛋白（TP）低值时，提示：可能为亚急性重型肝炎，且随病情进展相应地加重。

白蛋白（ALB）低值时，提示：可能为急性轻型肝炎或重型肝炎。

球蛋白（GLO）高值时，提示：可能为慢性肝炎，肝硬化时升高较明显。

白蛋白/球蛋白比值（A/G）下降时，提示：可能为慢性肝炎；肝硬化及重型肝炎时，比值明显下降，甚至倒置（A/G<1）。

氨酸丙氨基转移酶（ALT）和天冬氨酸转氨基转移酶（AST）高值时，提示：可能肝细胞受损。

总胆红素（T-Bil）、直接胆红素（D-Bil）和间接胆红素（E-Bil）数值异常时，提示：肝功能可能有问题。

- **乙肝五项**

乙肝五项指标的意义分别是：

表面抗原 体内是否存在乙肝病毒。

表面抗体 是否有保护性。

e抗原 病毒是否复制及具有传染性。

e抗体 病毒复制是否受到抑制。

核心抗体 是否感染过乙肝病毒。

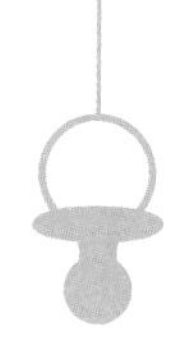

本月妈妈可能想知道的事情

家庭监测胎位的方法

监测胎位主要是指检查胎头的位置，准妈妈可在医生指导下进行触摸。在触摸过程中，若感到硬而圆、有浮球感的，则为胎头。正常胎位的胎头总是处于腹部中央、耻骨联合的上方。若在上腹部摸到胎头，则是臀位，若在腹侧部摸到胎头，则是横位。后两种胎位均属不正常胎位，监测时若发现异常胎位，应去医院做胎位矫正。

改善腿部静脉曲张

腿部静脉负责将下肢静脉血从肢端送回心脏，由于血液上行需要克服重力，静脉内有瓣膜装置能够阻止血液反流。当下肢静脉血不能及时回流时，血液便会聚积在静脉内，这就是静脉曲张。

• 孕妇腿部静脉曲张往往是下肢静脉血回流受阻

准妈妈到了孕晚期，由于受增大的子宫压迫，下腔静脉血液回流受到影响，有一部分准妈妈会出现静脉曲张。有的准妈妈会发生在阴唇处，有的发生在肛门也就是痔，而大约有一半的准妈妈会发生在下肢，即腿部静脉曲张。

静脉曲张症状轻微的准妈妈几乎不会觉得疼痛，只有随着症状的加重，才会感到疼痛，这时腿变得更沉重，走起路来步履蹒跚。

• 改善腿部静脉曲张

为了避免在孕晚期出现静脉曲张，准妈妈在生活中一定要多加防范，尽量改善血液循环。

不要穿紧身衣裤和高跟鞋 避免使用过紧的腰带，不要穿过紧的长袜，不要穿勒胸的乳罩，不要穿让脚部紧张的高跟鞋。如果已经出现静脉曲张，最好穿孕妇专用的高弹力长袜。

不要固定某一姿势太久 不要总是以某一姿势站着或坐着，经常变换体位，坐久了走一走，伸伸腿，时常运动运动下肢。

经常把腿抬高 坐着时，注意把腿搭在椅子和靠垫上，或在脚下放个小板凳，把腿抬高，超过臀部；躺下时，将枕头或靠垫放在腿下，尽量把腿脚支高点。

平时注意多按摩腿部 休息时可以经常揉搓按摩下肢，睡觉前可以让丈夫帮助热敷，以改善血液循环。

如果曲张的静脉周围变得红、肿、热、痛，准妈妈要意识到曲张的静脉发生了感染。这时，准妈妈切记不要再按摩和热敷，而要去医院寻求医生的帮助，进行治疗。

多活动 每天坚持散步20～30分钟，改善腿部肌肉张力，增强腿部血液循环。

腿脚抽筋要补钙

• 腿脚抽筋主要由缺钙造成

半数以上的准妈妈在孕期尤其在晚上睡觉时会发生腿部抽筋，而且越到孕晚期越严重，医学上称为下肢痉挛。

首先，准妈妈在妊娠晚期常常出现腿脚抽筋，大部分是由于母体缺钙造成的。怀孕后准妈妈对钙的需求量大大增加，如果准妈妈孕期尤其是孕晚期钙摄入不足，将会造成体内缺钙；同时饮食中的维生素D含量不足或缺乏日照，更会加重钙的缺乏，低血钙将增加神经肌肉的兴奋性，导致肌肉收缩，发生腿脚抽筋。由于夜间血钙水平常比日间低，所以抽筋多在夜间发作。

其次，准妈妈血液循环不良会造成腿脚抽搐。由于夜里室温较低，准妈妈睡眠时盖的被子或过薄，或腿脚露到被外，或睡眠姿势不好（如长时间仰卧，被子压在脚面），或脚面抵在床铺上，都会造成血液循环不良，这也是引起抽筋的原因。

第三，准妈妈腿部肌肉负担增加，也会造成抽搐。孕晚期，随着胎宝宝一天天长大，准妈妈的身体负担越来越重，腿部肌肉负担也加大；如果准妈妈在怀孕期间走得太多或站得过久，都会导致腿部肌肉局部酸性代谢产物堆积，引起肌肉痉挛。但是，睡眠时间过长，同样会造成血液循环减慢，使酸性代谢废物堆积，也有可能诱发肌肉痉挛。

• 注意补钙，注意饮食搭配

为预防缺钙，准妈妈平时要注意多吃含钙丰富的食物，如牛奶、骨头汤、鱼汤、大豆及豆制品、坚果类、芝麻、虾皮等；在补钙的同时，还要注意保证饮食中维生素D的摄入；同时多晒太阳，保证适当的户外活动，促进钙的吸收和利用。

此外，建议准妈妈每天喝数杯新鲜橙汁，补充矿物质。病情严重者，需到医院治疗，补充钙剂。

要注意饮食搭配，防止钙与某些食品中的植酸、草酸结合，形成不溶性钙盐，以致钙不能被充分吸收利用。含植酸和草酸丰富的食物有菠菜、竹笋等。所以，不要将这些菜与含钙丰富的食物共食。

此外，准妈妈补钙要适量，摄入钙过多会影响铁等其他营养素的吸收，可致准妈妈便秘和高钙血症，甚至导致结石。

• 怎样减轻抽搐

不要穿高跟鞋或过紧过硬的鞋子走路，应选择平稳舒适的软底鞋，以免加重小腿的负担；坐时可将脚适当垫高，每坐 1 小时应起身走动 5 分钟，以保证腿部血流通畅。当站着突然抽筋时，可把小腿伸直，并旋转活动脚掌。

睡觉时脚不要伸直，如果是仰卧，可在膝关节下方垫一软枕，侧卧时可将软枕夹在两膝关节之间；如小腿抽筋，可尽力把小腿抬高，同时轻轻地活动脚掌，以使小腿肌肉放松，腿抬高约15秒后放下。

体重增加可引起水肿

· 体重超重谨防水肿

准妈妈过胖或过瘦对妊娠都不利，尤其在孕晚期。所以，准妈妈一定要注意自己体重的变化。

孕晚期，准妈妈体重每周增加500克是正常的现象。如果体重的增加超过此范围，便可能是肾功能不佳造成水肿。

体重过分增加的准妈妈，至孕28周以后，可去医院测定胎宝宝的体重，根据胎宝宝的正常发育曲线，由妇产科医生来制定控制饮食的方案。

· 减轻水肿可以食疗

赤豆山药粥

材料：赤豆50克、鲜山药50克。

调料：白糖适量。

做法：先煮赤豆，待八成熟时，下鲜山药，熟后加适量糖即可。

功效：具有健脾清热利湿的作用，妊娠水肿的准妈妈食之有益。

北芪红枣鲈鱼

材料：鲈鱼1条、北芪25克、红枣4颗。

调料：姜片、料酒、盐各适量。

做法：鱼去鳞、内脏，洗净抹干。北芪洗净；红枣洗净，去核。将鱼、北芪、红枣、姜片、料酒一同放入炖盅内，倒入沸水，隔水炖1小时，加盐调味即可。

功效：北芪补气增血、改善睡眠、润肠通便、通畅气血；鲈鱼味美清香，营养和药用价值都很高，有滋补、安胎的功效。此菜是治疗妊娠水肿及胎动不安的最佳食品。

臀位妊娠可以纠正

·纠正归位

最常见的异常胎位为臀位，臀位是指胎宝宝在子宫内不是头朝下臀朝上，而是头朝上臀朝下，生产时臀或脚先出来，体积最大和最硬的胎头最后娩出，易致胎儿窒息死亡。臀位一般还分为以下几种。

单臀位（单纯的只有屁股先出）。胎儿的身体在臀部折成两半似的，双脚举到头顶上。生产时，臀部先出来，这种生产方式是臀产中最安全的，因为只要子宫口开得够大，足够让臀部出来，那么就不必担心胎头出不来了。

完全臀位（屁股与脚一起先出）。胎儿呈盘腿坐的状态，屁股和双脚一起先出来。虽然这也属于安全的生产方式，但有时只有一脚先出来，就是下面介绍的单足位。

单足位（只有一脚先出）。这种状态与前两种状态不同的是，容易提早破水，脐带有时会从子宫口脱出。一旦发生这种情况，子宫壁与婴儿之间的脐带受压迫，将危及胎宝宝的生命。即使屁股已出，但子宫口无法全开，也会使胎头夹在子宫口造成难产。

双足位（两脚先出）。这种生产方式比起前者，脐带更容易脱出，加速婴儿血液循环的恶化，是胎位不正之中最难生产的类型。

如果准妈妈已经确诊为臀位妊娠，就要设法纠正，尤其在孕32周以后。

艾灸至阴穴法：早、晚各一次，每次20分钟，1周后复查。

激光照射至阴穴：左、右两侧各照射10分钟，每天1次，7次为一疗程，有良好效果。

若以上办法失败，或者准妈妈腹壁较松，子宫壁不太敏感，可由医生施行胎儿外倒转术。

改良外倒转术：适用于妊娠32～36周的转位。方法是术前30分钟先口服沙丁胺醇4.8毫克，以松弛子宫平滑肌，然后进行腹壁阴道双合倒转术，转位成功后用腹带加以固定。操作要慎重，严格筛选适应证和禁忌证。

由有经验的医师操作时约有60%的成功率，但是对于有过剖宫产的准妈妈则不建议进行外倒转术。只有具备羊水量适中、胎宝宝的背部在两侧、准妈妈体重适中、胎宝宝的臀部并未进入骨盆深部等条件时，才适宜实施外倒转术。

• 剖宫产还是经阴道产

剖宫产还是阴道娩出，要根据不同情况区别对待。如果胎宝宝是足位，或者胎宝宝过大，或胎头仰伸等，以剖宫产为好；如果胎宝宝是单纯臀位，且准妈妈骨盆宽大、胎宝宝中等大小、产程进展也顺利，可以进行阴道分娩。

胎位不正的准妈妈，需要在预产期前1～2周住院待产，由医生根据准妈妈的具体情况决定分娩方式。

做操矫正胎位

• 膝胸卧位法

方法：准妈妈趴在床上，脸朝侧面，手腕向前伸，两膝分开，将胸部和膝盖着床面，把屁股抬得比胸部高，使胎臀离开骨盆腔。如此一来，腹中的子宫腔会稍微变形，胎儿便往子宫底的方向移动。

早晚各一次，每次15分钟。

贴心提醒：做前应排空小便，松腰带，在医生的指导下正确执行。胎位为臀位或横位者可以采用此法。这种胎儿自行归正的方法若从妊娠第28周开始持续到第34周左右，大约会有50%的胎儿可以自行把胎位归正过来。

• 侧卧位转位法

方法：准妈妈在睡眠中注意侧卧姿势，身体卧于胎宝宝身体肢侧，利用重力的关系使胎头进入骨盆。侧卧时还可同时向侧卧方向轻轻抚摸腹壁。

每日2次，每次15～20分钟。

贴心提醒：胎位为横位或枕后位可采用此方法。

PART 09

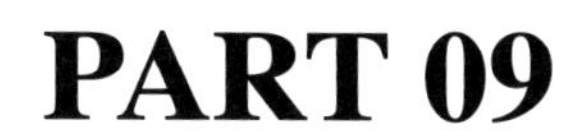

孕9月，骨盆测量，你顺产的概率有多大？

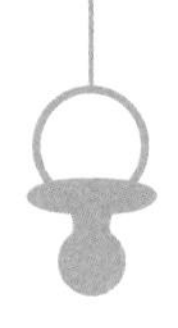

这时，你和宝宝是怎样的状态

妊娠9个月准妈妈肚子像一个倒置的梨子

准妈妈的体重大约以每周0.5千克的速度增长，增加的重量几乎一半在胎儿身上，这主要是胎儿在出生前最后七八周内体重猛增的缘故。这个月的准妈妈子宫呈倒梨状，顶部（也就是子宫最上面的部分）称为子宫底。子宫底随着胎儿的成长逐渐变大，位置也逐渐上升。子宫底上升到最高位置大约是在妊娠第9个月，此时子宫底已上升到剑突附近而直接压迫到胃了。

由于胎头下降，压迫膀胱，准妈妈还会感到尿频，会感到骨盆和耻骨联合处酸痛不适，腰痛加重。由于子宫底已经上升到剑突附近压迫到胃，会造成准妈妈食欲不振。准妈妈除了胸部好像被什么东西顶住的感觉之外，身体也变得很难弯曲，浑身没劲而且不想动。特别是上下楼梯显得格外笨拙，很容易跌倒。所以，此时准妈妈要不慌不忙，慢慢行走，尽量不要做弯腰和下蹲动作，更不能做危险的攀高动作。分娩前尽管行动不便，但准妈妈还是要坚持活动、散步，以利于宫缩，但要注意，不能太疲劳。这时准妈妈还应了解有关临产征兆的知识，了解什么是宫缩见红、破水，以及如何处理等。

妊娠9个月胎宝宝能呼吸了

妊娠9个月的胎宝宝身长为45～48厘米，体重大约为2500克。

胎宝宝全身开始长出皮下脂肪，身体逐渐变圆变大，皮肤有光泽，呈玫瑰红的肤色；长满全身的毳毛开始消退，指甲长出；男宝宝的睾丸下降至阴囊中，女宝宝的大阴唇隆起，左右紧贴在一起，也就是说，生殖器几乎已齐备；

这时胎宝宝面貌定形，表情也变得丰富，或笑或哭，这正是胎宝宝心智明显成长的证据；眼睛时开时闭，眼球可以自由转动，头也可以左右回转。

到妊娠第9个月末，胎儿已经可以把自己的手指送到嘴里了，可将此行动视为随意运动的开始；呼吸中枢神经、肺功能也基本成熟，听觉、视觉、触觉、痛觉等感觉也基本发育完全。胎宝宝对外界的反应也是从这个时候开始，不过这种反应与成人所认定的反应之间有相当大的差距。

到这时，胎宝宝肺和胃肠变得发达，已具备呼吸能力，喝进羊水，能分泌少量的消化液，尿液也排在羊水中。因此，胎宝宝若在这个时期娩出，有在暖箱中生长的能力。

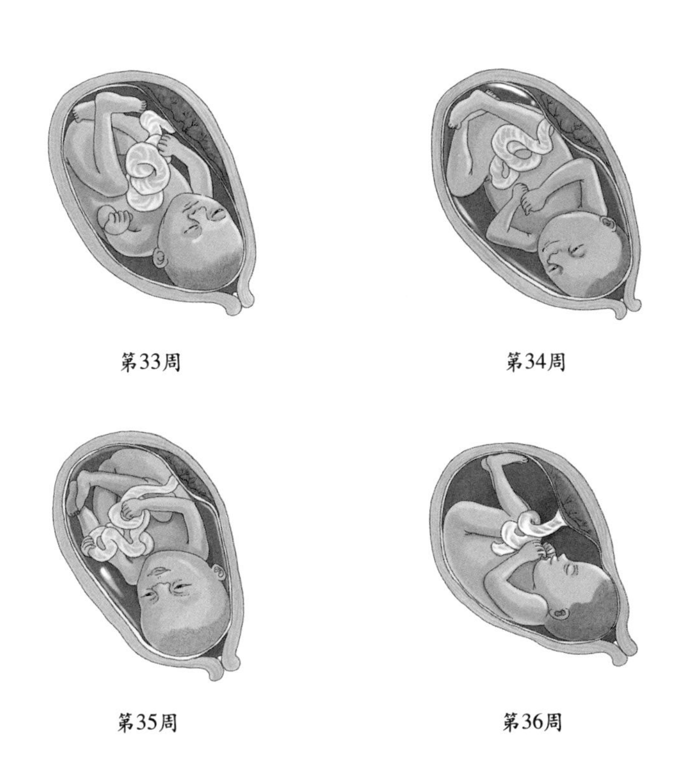

第33周　第34周

第35周　第36周

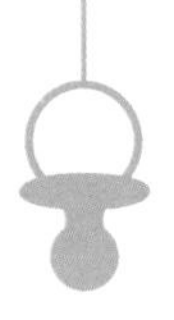

孕9月产检重点：产道检查、胎位检查

高危妊娠者需做胎心电子监测

到了妊娠第9月，准妈妈需要进行胎心电子监测。胎心电子监测是指通过电子胎心监护仪来监测胎儿心率的动态变化，并了解胎心与胎动及宫缩间的关系，从而为医生提供判断胎宝宝宫内是否缺氧及胎盘功能的依据。

正常情况下，20分钟内应该有3次以上的胎动，胎动后的胎心率会增加到15次/分钟以上。

胎心电子监测一般在妊娠33周以后进行。

建议孕36周后每周进行一次胎心监护，高危准妈妈应该每周进行2次正常胎心监护。

B超检查脐带（特需人群）

脐带是从胚胎的体蒂发育而来的，是一条索状物，胚胎通过它悬浮于羊水中。它是连接母体和胚胎的枢纽。脐带的一端连接于胎宝宝腹壁的脐轮（就是以后的肚脐），另一端附着于胎盘。如果把胎盘比作一把雨伞的话，脐带就是伞把。

胎宝宝通过脐带和胎盘与母体连接，进行营养和代谢物质的交换。脐带如果受压，血液将被阻断，可危及胎宝宝的生命。在产前，脐带发生的主要问题是扭转、打结甚至缠绕。因此，产前通过超声（B超）检查脐带是非常必要的。

专家教你看懂产检报告单

脐带绕颈

B超检查可提示脐带绕颈

脐带的表面被羊膜所遮盖，呈灰白色和螺旋状扭曲，里面有1条脐静脉和2条脐动脉。足月妊娠时，脐带长45～55厘米，直径1.5～2厘米，大多数长为50厘米左右。1条脐静脉和2条脐动脉呈“品”字形排列，表面被覆羊膜，中间有胶状结缔组织充填，保护着血管。

脐带将胎宝宝排泄的代谢废物和二氧化碳等送到胎盘，由母体处理。这是由脐动脉完成的，也就是说，脐动脉中流的是胎宝宝的静脉血。

脐带从母体获取氧气和营养物质供给胎宝宝。这是由脐静脉完成输送的。也就是说，脐静脉中流的是胎宝宝的动脉血。

脐带是胎宝宝与母体之间的通道，如果脐带受压，致使血流受阻，胎宝宝的生命就会受到威胁，所以说脐带是胎宝宝的生命线。

因脐带本身有代偿性伸展，不拉紧至一定程度不会发生临床症状，所以对胎宝宝的危害不大。但脐带绕颈后，可能会引起胎宝宝缺氧窒息。脐带绕颈对胎宝宝的影响与脐带本身的长短、绕颈的圈数及缠绕的松紧程度等诸多因素有关，其危险性需要医生根据检查时的具体情况来判定。

脐带绕颈是通过B超发现的，有时脐带挡在胎宝宝的颈部，并没有缠绕到胎宝宝的颈部，但B超可能显示脐带绕颈的影像。所以，当发现脐带绕颈时，应复查，排除假性脐带绕颈。

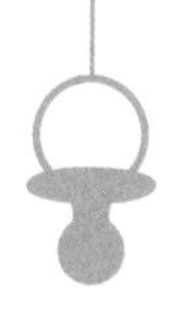

每月必做的常规检查

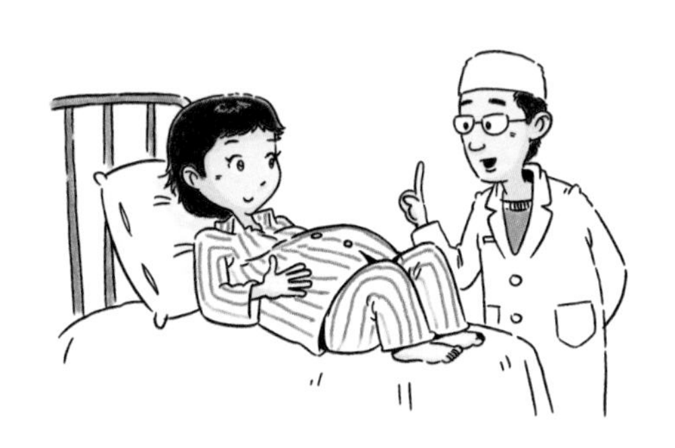

常规项目检查

从孕9个月开始，准妈妈需要每半个月进行一次产检，即这个月进行第7～8次产检。继续进行产前常规检查，包括体格检查，如测量体温、体重、血压和心率等；进行产前常规项目检测，包括血常规、尿常规、肝肾功能、妇科检查、胎心测量等，以了解准妈妈身体情况和胎宝宝在孕9个月的发育状况及营养情况，及时发现孕期出现的异常情况。

怀孕第9个月，准妈妈身体负担非常重，会出现一些意想不到的状况，比如便秘、痔疮等，产前检查也就需要更加细致。

肛肠外科检查

准妈妈是痔疮的高发人群，准妈妈痔疮发生率高达76%。所以，孕晚期产检，有症状的准妈妈要进行肛肠检查，以确定是否有痔疮。

痔疮的检查在肛肠科进行，做直肠指诊一般即可明确有无痔疮、痔疮的类型、痔疮的严重程度等。如果没有特别情况，建议准妈妈不要采用肛肠镜检查，以免刺激和影响到胎宝宝。

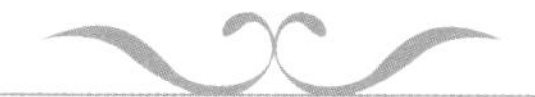

专家教你看懂产检报告单

痔疮

外科检查肛门可提示痔疮

痔疮通常出现在妊娠的第28～36周，肛门局部静脉曲张而形成痔疮。对准妈妈来说痔疮是常见病，“十人九痔”这句话对准妈妈来说有过之而无不及。

在怀孕期间，为了保证胎宝宝的营养供应，准妈妈盆腔内动脉血流量增多；随着胎宝宝发育，子宫日益增大，又会压迫盆腔，使痔静脉内的血液回流受阻；加上准妈妈常有排便费力或便秘的情况，使直肠下端及肛门的痔静脉丛血液淤积，即可诱发痔疮或使其加重。

准妈妈痔疮如果长时间得不到改善，便会引起不同程度的贫血，从而影响胎宝宝的正常发育。排便不顺畅除了容易引发痔疮外，还会致使垃圾滞留在肠管内，时间长了体内代谢物中的水分被肠道吸收，就更难排出体外。原本应该排泄的代谢废物又被人体吸收，这对准妈妈和胎宝宝都会造成不小的危害。

静脉曲张

外科检查可提示静脉曲张

妊娠末期，和便秘、痔疮同样容易发生的就是静脉曲张。

有些准妈妈由于下肢大静脉、骨盆的静脉受到增大子宫的压迫，外阴部、膝关节内侧、小腿脚踝等处的静脉增粗、扭曲，这就是所谓的静脉曲张。

静脉曲张产生的原因和痔疮一样：妊娠后变大的子宫使血管受到压迫，血液循环不良，加上黄体激素的增加，使原本紧张的静脉松弛，发生静脉曲张。

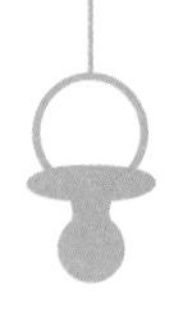

本月妈妈可能想知道的事情

痔疮最好保守治疗

• 孕晚期选择保守治疗

怀孕期间，对于准妈妈痔疮的治疗，需要考虑到药物对胎宝宝的影响，是否会引发早产等，因此可以先进行保守疗法，一般不进行手术治疗。由于产后腹内压力降低，静脉回流障碍解除，痔疮常在分娩后3～4个月内自行变小萎缩，不再需要手术治疗。即使病情非常严重，也要等到产褥期后再进行手术治疗。

不吃辛辣刺激的食物 停止食用有刺激性的食物，如酒、辣椒、花椒、胡椒、姜、葱、蒜等；少吃不易消化的食物，以免引起便秘，加重痔疮； 多吃含膳食纤维、有润肠通便作用的蔬菜和水果，如芹菜、韭菜、苦瓜、萝卜、小白菜、菠菜、黄花菜、木耳、苹果、桃、梨、香蕉、瓜类等；也要多吃些粗粮，如玉米、小米等；若有排便困难，可食用蜂蜜或一些含植物油的食物，如芝麻、核桃仁等。

熏洗坐浴 可用大黄、黄檗、黄芩、苦参煎水，每日便后或早晚2次，趁热先熏后洗患处，每次15～20分钟。

还可用艾叶、花椒、槐角或槐花、马齿苋、无花果、侧柏叶等煎汤熏洗坐浴。

保守用药 为了预防便秘，可以少量口服或外用缓泻药，如蜂蜜、开塞露（遵医嘱）等，不宜服用大黄、番泻叶等泻下药，以免引起早产。准妈妈便秘严重时，可以在医生指导下使用药膏及软便剂，首选对身体没有太大刺激的药物，避免如厕时用力过度而加重痔疮病情。

• 痔疮重在预防

适当的户外活动 准妈妈应减少持续站立或坐的时间，防止久坐不动。提倡适当的户外活动，如散步、做操、打太极拳等。适量的体力活动可增强体质，促进肠蠕动，增加食欲，让血液循环更顺畅，防止便秘。

防止便秘和腹泻 不要久忍大便，要养成定时排便的习惯，大便时不要在厕所读书看报，避免久蹲厕所。久蹲容易引起肛管静脉曲张，每次蹲厕时间不要超过10分钟。如果一次排不出来，可起来休息一会儿再去，排便困难时可用些润肠通便的药物，如麻仁润肠丸、果导片等。不宜用泻药，更不应用压力较大的灌肠等方法来通便，以免造成流产或早产。

要注意肛门卫生，不要用不干净的纸或硬纸擦肛门，便后用温水洗肛门，养成定时排便的习惯。

可做肛门保健 每日早晚可做2次缩肛运动，每次20遍。这样有利于增强盆底肌肉的力量，促进肛门周围血液循环，有利于排便和预防痔疮。

还可经常做肛门按摩来改善局部血液循环，方法是：排便后先用温水清洗局部，再用热毛巾按压肛门，按顺时针和逆时针方向各按摩15次。

提肛运动的具体做法是：全身放松，端坐，将大腿夹紧，吸气时腹部隆起，呼气时腹部凹陷 。呼吸5次后舌舔上腭，同时肛门上提，屏气，然后全身放松。如此反复，每天做2次，每次重复20遍。

孕晚期发生静脉曲张不必手术

• 轻微静脉曲张不需要特别治疗

若准妈妈出现了静脉曲张，会随着妊娠时间的增加有越来越严重的倾向，轻型静脉曲张仅表现为“青筋”而已，没有明显不适症状，不需做特别治疗，只要不进展即可，但必须注意防治。

首先，避免长时间站立，休息时尽量把脚抬高；其次，每天睡觉前用热水足浴，睡觉时可在脚下垫一个枕头，将下肢抬高；最后，可以穿特殊的弹力袜，但不要过紧，以免弄破皮肤形成溃疡，也可以用布由足部向上缠裹小腿，改善静脉回流。

此外，出现静脉曲张后，要少吃辛辣刺激之品，如葱、蒜、辣椒等，多吃富含蛋白质、维生素B_1和维生素C的食物。

·严重静脉曲张可使用药物

随着准妈妈妊娠月数的增加，静脉曲张则会扩大范围，从大腿的根部到外阴部和阴道壁等处都可能出现。

静脉曲张严重时，准妈妈体内会感觉到膨胀，有受到压迫的感觉，发痒微灼，当静脉曲张的部位由于血液淤积而发生炎症时，该部位就会呈红色，略感疼痛。

静脉曲张极严重而发痒疼痛时，准妈妈服用适量维生素B_1、维生素C等也是一个好办法。注射药剂可以使症状减轻。

静脉曲张大多在分娩结束后，随着子宫的自然回缩、静脉血回流顺畅逐渐消失，所以一般不必手术治疗。

孕晚期尿频尿失禁不是病

·单纯尿频：少喝水少吃盐

孕晚期，增大的子宫或胎头下降会压迫膀胱，使膀胱容量减少，引起准妈妈小便次数增多，而且总有尿不完的感觉，这就是尿频。如果准妈妈仅仅是小便多，不伴有发热、腰痛、尿混浊等症状，为妊娠期正常的生理现象，不需要特殊处理，等宝宝出生后症状自然会消失，准妈妈不要紧张。

为了缓解尿频，准妈妈可以适当控制水分和盐分的摄入。

·尿频疼痛：多饮水多清洁

如果准妈妈出现尿频并且伴有尿急、尿痛或小腹疼痛等症状，往往是泌尿道上行性感染所致。准妈妈千万不要大意，要及时到医院诊治。准妈妈要注意预防泌尿道感染，要多饮开水，增加尿量，排出毒素；每日早晚用温开水清洗外阴部，勤换洗内裤，并且节制性生活。

·尿失禁不是病

孕晚期，有的准妈妈在大笑、咳嗽或者打喷嚏时，会有尿液漏出，令人十分尴尬。怀孕8个月后，由于妊娠子宫或胎头向前压迫膀胱，使得膀胱变“扁”了，自然容易“逼出”尿液；同时，随着子宫增大，盆底肌变得柔软且被推向下方，对盆腔内器官的承托、节制、收缩及松弛功能减退，也会造成尿失禁；此外，压力性尿失禁也是妊娠晚期一个正常且常见的生理现象，准妈妈在大笑、咳嗽或打喷嚏时，会不可避免地发生压力性尿失禁。

·尿失禁的自我治疗

及早发现与治疗 对付尿失禁的最好办法是及早发现与治疗，对于骨盆受力过大的准妈妈，如胎宝宝过大或多胞胎，要通过产前检查进行防范。

注意日常生活习惯 养成良好的饮食习惯，多吃蔬菜、水果，以防止便秘，同时控制体重的增加；经常排掉小便，控制水分和盐分的摄入。如果排尿时疼痛或尿混浊，要及时去医院检查。

提早进行骨盆底肌肉的锻炼 对有骨质疏松的准妈妈或者已发生尿失禁的准妈妈，建议做骨盆底肌肉收缩运动，以强化骨盆底肌肉张力。

方法是：收缩肛门，坚持数到10后，缓缓吐气，放松。10～12次为一组，反复进行。每天最少做5组。当然这五组不必连续做，可分为数次进行。

脐带绕颈要加强胎动自测

·脐带“纠缠”胎宝宝，绕颈最常见

如果准妈妈腹壁太松、子宫本身弹性不良或由于某些原因患羊水过多症时，会使胎宝宝浮游在羊水中转动过于频繁，造成脐带扭转、打结甚至缠绕于胎宝宝颈部或肢体，从而使脐带内血管的血运受阻甚至中断，直接威胁胎宝宝的生命，严重的甚至会使胎宝宝在宫内死亡。一般来说，引起脐带绕颈的主要原因是脐带过长、羊水过多。因为羊水多、脐带长给了胎宝宝更多的活动空间及缠绕的机会。脐带可以缠绕胎宝宝颈部、四肢或躯干，但以绕颈多见，称为脐带绕颈，通常会缠绕1～2圈。

• 脐带绕颈的预防

缠绕松紧与缠绕周数及脐带长短有关，如果缠绕松弛，对胎宝宝影响较小；缠绕过紧，脐带血运受影响，对胎宝宝危害较大。

脐带绕颈过紧可使脐血管受压，致血循环受阻或胎宝宝颈部血管受压，使胎宝宝脑组织缺血、缺氧，造成宫内窘迫甚至死胎、死产或新生儿窒息。这种现象多发生于分娩期，如同时伴有脐带过短或相对过短，往往在产程中影响先露下降，导致产程延长，加重胎宝宝缺氧，危及胎宝宝的生命。

目前，还没有预防脐带绕颈的有效方法。所以，准妈妈必须坚持产检，及时发现脐带绕颈的情况。如果检查出脐带绕颈，准妈妈要加强胎动的自测，因胎动能较及时地反映胎宝宝在宫内的情况，如胎动过于频繁或减少，则应及时去医院就诊。

此外，为预防胎宝宝脐带绕颈，准妈妈要注意减少震动，睡眠时保持左侧卧位。

PART 10

孕10月，准备好，宝宝随时可能到来哦

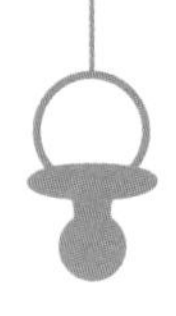

这时，你和宝宝是怎样的状态

妊娠10个月准妈妈身体非常笨重

这个月的准妈妈身体变得非常笨重，即使只是轻微活动，也会显得相当困难，动作显得十分吃力。体重增加迅速，同时下肢、足踝部等处也很容易水肿。

在分娩前的7～14天，准妈妈会感觉胎宝宝在下降，尿频、腰部酸软、慵懒、肚子发胀，有时有不规则的子宫收缩，阴道排出的黏液中掺有少许血丝，胎动变少。

此时期也是产道软化和子宫颈管短缩的时期，若是初产准妈妈，会感到子宫收缩；若是经产准妈妈，则子宫颈管短缩，同时子宫口开大的倾向增强，此时不可疏忽。

随着生产临近，准妈妈的身心负担越来越重。准妈妈在期待孩子出生的同时，会担心分娩是否疼痛，孩子生下是否健康，奶水是否充足，如何养育孩子等。这种心理如不及时加以疏导，就会产生一定的心理障碍。主要表现为情绪不好，常为一点小事而感到委屈甚至落泪，烦躁焦虑，睡眠不好。这时，预防抑郁就显得尤为重要。

当准妈妈在孕末期出现抑郁心理时，准爸爸、家人及准妈妈本人要有足够的认识，尽量早做心理准备，主动排遣抑郁情绪，平安度过分娩的关口，迎接健康、可爱、聪明宝宝的诞生。

妊娠10个月胎宝宝红润丰满

怀孕第10个月，胎宝宝的体重已达3100～3400克，身长也有50厘米左右。

此时胎宝宝皮肤表面的皱褶已消失，变成淡黄色、胖乎乎的宝宝了；头颅骨变硬，指甲也超出手指尖，头发长2～3厘米；毳毛几乎看不见了，胎脂在后背、屁股、关节等处已达可以看到的程度；皮下脂肪已相当丰富，骨骼也长得十分结实，肌肉相当发达，身体维持在一定的张度，而非弛缓状态；循环、呼吸、消化、泌尿等器官已全部发育完备，已经可以在母体外独立生活了。还有的胎宝宝头部已进入母亲的骨盆之中，身体的位置稍有下降。

这个时期，由于胎宝宝的头部已在骨盆入口或已进入骨盆中，所以剧烈运动的情况已经较少了，但是有些胎宝宝在分娩之前还是动得厉害，所以也不能一概而论。

与妊娠第9个月相比，胎动的次数已减少很多，感觉上似乎稳重多了。此时的胎宝宝以睡眠为主，非必要的时候是很少活动的；各种成熟的动作是胎宝宝本身自主性地发挥，并且已表现出随时准备好要面对外面世界的姿态。

从这一阶段一直到胎宝宝足月，胎宝宝的神经系统仍处于混沌未开的状态，整个宫内生命只靠反射性控制方式来维持和推动。

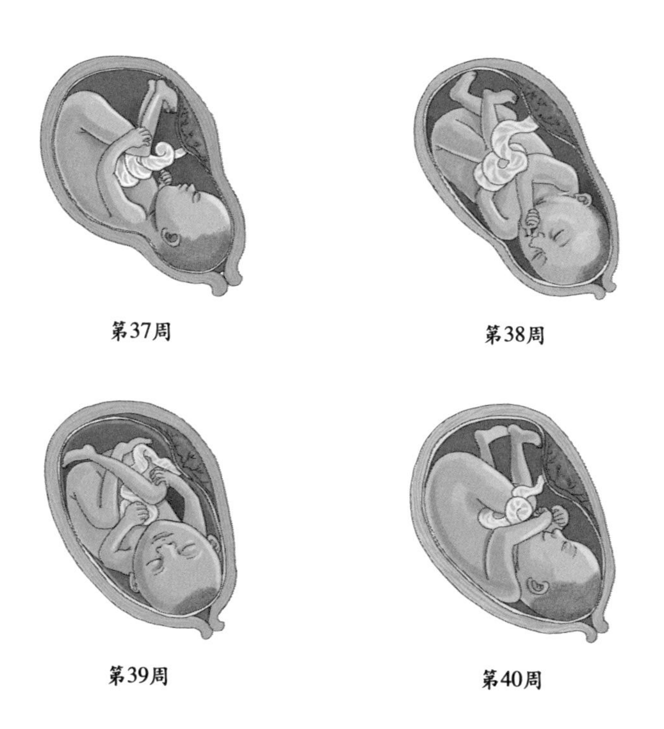

第37周　第38周

第39周　第40周

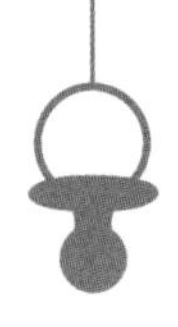

孕10月产检重点：了解子宫内宝宝情况

B超检查确定产前胎情

这是准妈妈在产前检查中进行的最后一次B超检查，主要为了全面检查和了解胎宝宝接近完全成熟、即将分娩前的宫内情况，主要确定最终的胎位、胎宝宝大小、胎盘成熟程度、有无脐带绕颈、羊水是否混浊等，以进行临产前的最后评估。

在预测准妈妈正常顺产可能性的同时，对异常情况及时进行判断和处理，决定是顺产还是剖宫产。

姓　名　　　　性别 女　年龄 29 岁　科别 产科门诊　　门诊号
住院号　　　　床位　　　　临床诊断
检查项目 晚孕超声检查　　孕周[LMP]　37W0D　中请医师

超声测量：默认[cm]

名称	测值[cm]	名称	算值	名称	测值
双顶径BPD	9.0	FL/BPD	0.8	脐动脉　S/D	2.47
头围　HC	32.6	HC/AC	0.98	胎盘厚度	3.97
腹围　AC	33.4	FL/AC	0.22	胎儿心率	152
股骨长 FL	7.2	体重[克]EFW	3095±	羊水指数	6.5

超声所见：
经腹壁扫查：
胎头耻上，颅骨呈环形强回声，脑中线居中，双侧脑室对称；
胎儿脊柱连续性好，排列整齐；四肢、双手、双足部分可见；
胎心胎动可见，四腔心切面显示清晰，未见明显重大异常；
胎儿腹部内脏：肝、胆、胃、双肾、膀胱可见；胎儿颈部皮肤未见压迹；
胎盘位于前壁，Ⅲ级。宫颈显示不清。
超声提示：1、超声孕周36周6天，单活胎，头位　2、羊水少

▲ 正常头位的B超报告单

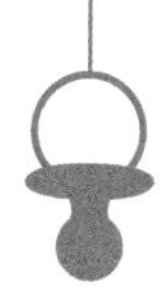

每月必做的常规检查

常规项目检查

妊娠10个月准妈妈已经进入怀孕的最后一个月，也即将进入临产期。从妊娠第10个月开始，准妈妈需要每周进行一次产前检查。继续进行产前常规检查，包括体格检查，如测量体温、体重、血压和心率等；进行产前常规项目检测，包括血常规、尿常规、肝肾功能、妇科检查、测量胎心等，以了解准妈妈的身体情况和胎宝宝在临产前的发育状况及营养情况，及时发现临产前出现的异常情况。

由于临近产期，准妈妈要密切监测胎动，必须进行最后一次B超检查，以确定胎宝宝临产前的生长情况，同时为生产做好准备（胎位不正的准妈妈可能还要做好剖宫产准备），进行一次血小板的测定。

血小板

准妈妈血小板减少的症状最早出现在孕20周，大部分准妈妈血小板减少出现在妊娠晚期。因此，临产前准妈妈必须进行一次血小板检测，以检查血小板是否正常，为生产过程中可能出现的意外做准备，以防产程中准妈妈阴道撕裂或剖宫产时血液不易凝固而发生意外。

胎动监测

妊娠晚期对胎动的严密监测就是监护胎宝宝的生命安全，准妈妈一定要关注胎宝宝的胎动。怀孕28～32周，胎动最强烈；孕晚期，尤其临近产期的孕38周后胎动幅度、次数有所减少，准妈妈感觉为蠕动。准妈妈应该以24小时作为一个周期，观察胎宝宝的胎动是否正常。

一般早晨胎动最少，准妈妈数胎动的时间最好固定在每天晚上8:00～11:00，每天要坚持数胎宝宝胎动3次，每次1小时，1小时胎动3～5次，表明胎宝宝情况良好，晚上通常胎动6～10次。

当胎动的规律出现变化时，胎动次数少于或者超出正常胎动次数，要格外小心。如果发现胎宝宝的胎动规律明显异于平时，比如1小时胎动次数少于3次，应再数1小时；如仍少于3次，则应立即去医院做进一步检查。

专家教你看懂产检报告单

胎动异常

胎动减少或停止提示可能为脐带绕颈

胎宝宝的胎动一般有4种模式。

全身性运动 整个躯干的运动，例如翻身。这种运动力量比较强，而且每一下动作持续的时间比较长，一般为3～30秒。

肢体运动 伸伸胳膊、扭一下身子等，每一个动作持续时间5～15秒。

下肢运动 也就是我们常常能感觉到的宝宝的踢腿运动。这种动作很快，力量比较弱，每一下胎动持续时间一般在1秒以内。

胸壁运动 比较短而弱，一般准妈妈不容易感觉得到。

如果急促胎动后突然停止，往往是脐带绕颈，胎宝宝因缺氧而产生窒息的现象。

胎动突然加剧随后减少提示可能宝宝缺氧

如果胎动突然增多加剧，1小时超过20次，12小时超过200次，随后慢慢减少，往往是胎宝宝缺氧或受到外界不良刺激时的反应。

血小板减少症

血小板检查中，血小板计数少于100×10^9/升，提示可能有血小板减少症

血小板在血液中的寿命是7～10天。

正常女性血小板为（100～300）$\times 10^9$/升。血小板减少症是指血小板数低于正常值。血小板对毛细血管壁有营养和支持作用，血小板数量减少时，毛细血管易破裂，皮肤、黏膜就会出现出血点（紫癜）。

正常准妈妈妊娠后血小板数目、外形、功能均无明显改变。准妈妈血小板减少症有两种情况：一种是原发性血小板降低，另一种是继发性血小板降低。如果是原发性的，也称为特发性，往往是免疫功能异常引起的，需要进行免疫治疗。如果是继发性的，要治疗引起血小板降低的原发病。如果准妈妈在孕期合并血小板减少症，必须先排除诸如妊娠高血压疾病或免疫系统疾病等导致的继发性血小板减少症。

准妈妈妊娠期血小板减少症，一般有以下一些特点。

- 血小板减少症相对较轻，血小板计数通常仍高于70×10^9/升。
- 准妈妈无症状，无出血史。血小板减少症通常在常规产前检查中被发现。
- 妊娠前无血小板减少症病史。
- 血小板计数通常在分娩后2～12周内恢复正常。

准妈妈患血小板减少症时，一般表现为皮肤、黏膜出血，体表可见出血点，或皮下成片出血而成紫斑，刷牙时牙龈、口腔出血，或者有便血、尿血等症状。出血反复发生，可引起贫血。

准妈妈患血小板减少症对胎宝宝一般没什么影响，主要是易造成出血。准妈妈如发现自己身上有皮下出血点或黏膜出血，血小板计数小于50×10^9/升

时，则需要去医院进行治疗，且很有可能在整个孕期内需要持续治疗。如果经过治疗血小板仍然无明显上升，只好在生产时输血小板治疗。

准妈妈生产后要监测血小板是否恢复正常。

羊水混浊

B超检查中，羊水中可见浓稠、致密的光点提示可能羊水混浊

所谓羊水混浊一般指羊水呈草绿色，说明胎儿已经排出胎粪，羊水被胎宝宝粪便污染。

早期妊娠羊水为无色，随胎宝宝器官成熟，羊水中有形成分增加而稍有混浊。足月时羊水较混浊，可见由胎膜、体表脱落上皮细胞等所形成的小片状悬浮。如羊水被胎粪污染，B超下可见浓稠、致密的光点。此外，准妈妈胆汁淤积也会使羊水混浊。

B超检查如果发现羊水比较混浊，这就表明胎儿的情况不是很好，因为胎宝宝只有在缺氧时才会排出胎粪，所以需要尽快分娩。如果准妈妈没有临产或宫缩无力，可能剖宫产会好一些。

过期妊娠

妊娠超过预产期14天而不生产提示过期妊娠

准确地说，从受孕到胎宝宝出生，平均为280天。有的胎宝宝在母腹中已超过280天，仍然没有任何降生的征兆，有8%～10%的准妈妈妊娠超过预产期14天而不生产，称为过期妊娠。过期后出生的胎儿，称为过期儿。

过期妊娠，最大的问题是胎盘的功能会随着过期而老化，也就是说超过的时间愈久，胎盘老化的可能性愈大。对于妊娠已到期、尚未生产的准妈妈，应坚持自己监测胎动次数。准妈妈如果已经超过预产期2周还未生产，首先要再次核实末次月经日期，弄清月经是否有规律及胎动开始时间，以及检查子宫增大的记录，以确定是否是过期妊娠。有的准妈妈逾期不产，是因为月经周期延长，这时就要将生产日期向后推算，千万不可因判断失误而导致早产。

当然，由于人们生活条件越来越优越，很多准妈妈在孕期比较注重养胎，造成逾期不生产的情况也开始增多。为了防止“瓜熟蒂不落”的现象发生，优生专家主张，准妈妈在怀孕期间既要注意休息，注重营养，又要注意活动，切不可过分养胎。尤其到了孕晚期，要多散步，坚持活动，有利于“瓜熟蒂落”。

胎盘老化

B超检查，过期妊娠胎盘Ⅲ级提示可能胎盘老化

所谓胎盘老化是指胎盘的作用减退，造成胎宝宝缺氧、营养不良、发育迟缓及胎儿窘迫，甚至死胎、死产、新生儿窒息等，其后果是造成胎宝宝脑细胞坏死、发育不良，最终导致胎儿弱智。

胎盘的成熟度共分四级：0级、Ⅰ级、Ⅱ级和Ⅲ级。正常情况下，越接近足月，胎盘越成熟，而胎盘功能则随胎宝宝成熟逐渐下降。多数准妈妈将近足月时，胎盘成熟度都在Ⅱ、Ⅲ级，这很正常。

胎盘功能减退，多是过期妊娠，或准妈妈存在妊娠并发症，如妊娠高血压、妊娠糖尿病等，都会导致胎盘血液供应减少，加速胎盘老化。

胎盘老化会使胎盘功能不足，使母体输送胎儿氧气及营养物质的能力下降，可能造成胎宝宝缺氧。胎宝宝若缺氧，则容易在子宫内死亡，或者出生以后发生脑部病变；还可能使胎宝宝的体重过重。巨大的胎宝宝在生产过程中，发生难产的概率增加，新生儿锁骨骨折、臂丛神经受伤、颅内出血、窒息，以及准妈妈产后出血的概率皆会大增。

剖宫产

下面这些情况，准妈妈适宜剖宫产

准妈妈方面 骨盆狭窄或畸形；瘢痕子宫；前置胎盘或胎盘早期剥离等原因引起的产前出血；生殖道有尖锐湿疣病毒感染；有多次流产史或不良产史；严重妊娠并发症等。

胎宝宝方面 胎位异常，如横位、臀位，尤其是胎足先入盆；胎儿过大，头盆不称；胎儿宫内窘迫、胎心异常提示胎儿缺氧；多胎妊娠等。

剖宫产就是剖开腹壁及子宫，取出胎儿。若病例选择得当，施术及时，不但可挽救母婴生命，且能使母亲保持正常的生产性能和继续繁殖后代的能力，剖宫产是一个重要的手术助产方法。

剖宫产按照施行手术的不同时期，可以分为选择性剖宫产和急诊剖宫产。前者是指在产前阶段产科医生综合多种因素，充分考虑产妇阴道分娩的风险后，在准妈妈分娩发动前事先安排的手术。后者是指在阴道分娩过程中，产科医生发现了不适合阴道分娩的情况而决定的剖宫产术。

总体来说，剖宫产是一种较为成熟和安全的手术分娩方式，但是仍然存在一些手术的近、远期并发症。这些手术风险包括术中出血、损伤周围脏器、伤口感染及麻醉意外等。另外，对于准妈妈来说，手术当中可能出现子宫收缩乏力出血，妊娠合并心血管疾病则可能出现心脑血管意外，还有突然发生的难以预测的羊水栓塞等并发症。当然，由于没有经过产道的有效挤压，剖宫产的宝宝比较容易发生肺透明膜病，出现呼吸窘迫。

剖宫产需要准妈妈配合做一些术前准备。

术前检查 包括测量体温、脉搏、呼吸、血压，向医生提供既往病史，同时医护人员将进一步确认准妈妈的血型、肝功能和各项免疫指标。

术前饮食 准妈妈在手术前一天，晚餐以清淡为主，适量进食。午夜12:00以后不要再吃东西，以保证肠道清洁，减少肠道胀气，同时也可以避免手术中呕吐。

配合护士 手术前准妈妈要取下所有身上的饰品，包括假牙、隐形眼镜等。护士在备血、备皮、插尿管时一定要放松。

剖宫产腹壁皮肤的切口有竖切口和横切口两种，一般都在10厘米左右。有些准妈妈认为横切口美观，一味要求医生采取腹部横切口。其实，在胎位异常和一些紧急情况下，竖切口对母亲的损伤更小，娩出胎宝宝更快，更为安全。

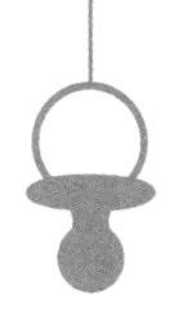

本月妈妈可能想知道的事情

胎动异常的两种处理方法

·严重胎动异常要及时中止妊娠，采取剖宫产

妊娠的最后一个月，准妈妈仍然要严密监测胎动，因为胎动是胎宝宝安危的“晴雨表”。

准妈妈过期妊娠或胎盘老化，导致输送氧气与养料的能力低下时，可造成胎宝宝宫内缺氧甚至无氧，胎宝宝在子宫内就会躁动不安，表现为胎动次数增多。

由于脐带绕颈、打结、扭转等原因造成胎宝宝宫内缺氧时，胎宝宝可发生宫内窘迫，也会有胎动增多的现象，这些现象继续发展，准妈妈甚至无法忍受。

如果胎宝宝宫内缺氧继续加重，胎动反而会逐渐变弱，次数减少，这是胎宝宝缺氧较严重的信号。

如果胎宝宝缺氧未得到有效治疗，没有及时补给充足的氧气，胎宝宝就会严重缺氧而使胎动消失，最终由胎动消失发展为胎心音消失，再发展为心跳停止，直至死亡。

一般来说，从胎动停止到胎宝宝死亡，要经过12～48小时。准妈妈应严密监测胎动，每日认真记录胎动情况，一旦胎宝宝发生宫内缺氧，胎动出现异常，或胎动突然增多的同时伴有剧烈的腹痛和大量不规则阴道流血时，应立即去医院检查，采取相应措施，保证胎宝宝的生命安全。

・偶然胎动异常准妈妈可以自我调节

在排除胎宝宝出现异常的情况下，胎动偶尔减少，准妈妈可以通过自我保健进行调节。

准妈妈要注意休息，注意随气温变化增减衣物，避免感冒；尽量避免到人多的地方去；经常开窗通风，保持室内的空气流通，适当进行锻炼；多喝水、多吃新鲜蔬菜和水果。

患有妊娠高血压综合征的准妈妈，应该定时到医院做检查，并注意休息，不要过度劳累；无论是走路还是乘公共汽车，尽量和他人保持距离，不到嘈杂的环境中去，防止外力冲撞和刺激；保持良好的心态，放松心情，控制情绪。

胎膜早破及时处理

・是尿漏还是破水

胎膜早破是指准妈妈临产前胎膜破裂，羊水渗出的现象，是分娩期常见的并发症。胎膜早破可引起早产和脐带脱垂，增加围生儿死亡率、宫内感染率及产褥感染率。

发生胎膜早破时，很多准妈妈会以为是自己尿湿了内裤，并不知道是胎膜早破。尽快确定胎膜早破是非常重要的，可以避免细菌沿着阴道上行到子宫里感染胎宝宝，避免发生脐带脱垂、早产等并发症。

判断胎膜早破最简便的方法是：准妈妈将特定的化学试纸放入阴道里，如果是胎膜早破，流在阴道里的羊水会使橘黄色的试纸变成深绿色。在接近分娩的时间里，准妈妈要及时准备一些试纸。

・提前破水立即躺下

一旦发生胎膜早破，准妈妈及家人不要慌张，要让准妈妈立即躺下，并把臀位抬高，以防胎宝宝的脐带脱垂；同时，让准妈妈在外阴垫上一片干净的卫生巾，注意保持外阴的清洁；随后，立即把准妈妈送往医院就诊。

・预防胎膜早破

坚持定期进行产前检查 严格进行产前检查，注意产前检查频率，即孕

4～6个月每个月去检查一次；孕7～9个月每半个月检查一次；孕9个月以上每周检查一次，有特殊情况时应随时去医院做检查。

孕中晚期不要进行剧烈活动 准妈妈孕中晚期要注意锻炼强度，不要过于剧烈，适当散步即可；生活和工作都不宜过于劳累，不宜走长路，走路要当心，以免摔倒。

孕晚期尽量减少性生活 特别是怀孕最后一个月禁止性生活，以免刺激子宫造成胎膜早破。

孕晚期出血可能早产

• 孕晚期突然出血要尽快去医院

孕晚期，如果发生出血现象，准妈妈要立即去医院就诊。

妊娠晚期的剧烈性交会使阴道内的非病原性菌活性化，并透过子宫颈在子宫内引发炎症，产生子宫内膜炎等，因出血、破水引发子宫收缩。如果似流水般流出新鲜的血液，血块的量也在中等以上，应立即到医院就诊。有时候由于外阴部或阴道内静脉曲张破裂，也会大量出血，这时应加以止血，然后急诊治疗。倘若胎盘位于正常位置却突然剥落，也会造成大量出血，这就是常位胎盘早期剥离，必须施行紧急手术。

• 孕晚期少量出血可能早产

临近预产期时，由于子宫短缩或软化所产生的子宫黏液或宫颈管部位的胎膜与子宫壁分离，毛细血管破裂产生少量出血是分娩开始的征兆，一般情况下不必惊慌。但上述情况如果发生在妊娠37周以前的话，一定要赶快去医院诊察治疗。

除了阴道流血或点滴出血，准妈妈孕晚期（37周以前）出现以下症状，也有可能是早产。

1.阴道分泌物增多，或分泌物性状发生改变。性状改变指分泌物变成水样、黏液状或带血色（即使仅仅是粉红色或淡淡的血迹）。

2.腹部疼痛，类似月经期样的痛，或者1小时内宫缩超过4次（即使是宫缩时没有疼痛的感觉）。

3.盆底部位有逐渐增加的压迫感。

4.腰背部疼痛，特别是在以前没有腰背部疼痛史的情况下。

一旦发现早产征兆，准妈妈不要紧张，先放松心情，如深呼吸、听音乐；卧床观察与休息，最好左侧卧；补充水分。若有见红及破水现象，应立刻就医。

若使用以上方法经过半小时都无法改善的话，应立刻到附近医院就诊，以便及早进行最完善的检查、确定治疗方向，并做必要的处理，缓解早产危机。

宫缩、见红、破水是分娩的信号

随着预产期的来临，准妈妈的身体会表现出一些即将分娩的征兆。每位准妈妈都要经历产前等待的紧张时刻，出现这些产前征兆时不要慌。

在正式分娩前2周左右，准妈妈会出现子宫底下降、腹部向前下部凸出现象。此时胎动减少，准妈妈感觉上腹部较为舒适，但有尿频及下腹坠感或腰酸腿痛感，阴道分泌物增加。这对初产准妈妈来讲预示胎头已入盆固定，经产准妈妈胎头入盆或接近入盆，临近分娩。

初产准妈妈从最初感觉到临产征兆至真正分娩往往有1～2周时间。分娩前子宫的收缩大概为10分钟一次，1小时内有6～7次，如果准妈妈宫缩还没频繁到这个程度，就不需要立即去医院。因为第一胎产程常常持续12～14小时，准妈妈可以在家中边休息边等待，如果羊水未破，还可以洗个温水澡，再吃一些点心。

·子宫收缩

宫缩的全称应为子宫收缩。从孕8个月末开始，准妈妈往往会感到腹部一阵一阵地发紧变硬，这就表示子宫开始收缩了，但每次宫缩的间隔时间没有规律，持续时间短，强度也不大，且不能使子宫口开大，称为假性宫缩。

假性宫缩往往没有规律，有时准妈妈长时间用同一个姿势站或坐，就会感到腹部一阵阵地变硬，偶尔发生几次宫缩，而后又消失，有时也会变得较强烈。假性宫缩常常让准妈妈误认为已进入临产，但它与真正的分娩宫缩不一样，分娩宫缩很有规律，并且逐渐增强且频繁，所以准妈妈要加以辨别。

在孕38～40周进入分娩活动期时，宫口伴随宫缩进行性开大，才是临产前的宫缩。产前宫缩刚开始时有点像钝痛或者刺痛，放射到大腿。随着时间的进展，腹部也会感到疼痛，一阵阵的剧烈疼痛。宫缩开始是不规则的，强度也较弱；然后逐渐变得有规律，强度越来越大；再发展下去，持续时间延长至50～60秒，间隔时间缩短为2～3分钟。当宫缩发展到有规律时，准妈妈及其家人就可以去医院待产了。

• 见红

一般在分娩开始前24～48小时内，准妈妈阴道会出现血性分泌物，俗称“见红”。这是由于子宫颈口扩张，使宫颈内口附近的胎膜与子宫壁分离，致毛细管破裂形成的黏稠、带有血迹的子宫黏液从阴道流出来的血性液体，它是分娩开始的征兆，一般情况下不必惊慌，准妈妈可以静心等待，直到腹部或背部出现有规律的疼痛时再去医院。

• 破水

破水是指环绕在胎宝宝周围充满液体的羊膜破裂，羊膜囊内液体可能突然大量涌出。但由于已经进入骨盆腔的胎儿头部阻塞了它涌出的通道，所以经常是液体一滴滴地流出来。如果准妈妈出现了破水，即使没有任何宫缩，也要立即去医院，因为羊膜破裂后会增加感染、脐带脱垂的危险。

分娩的3个阶段

分娩是一个过程，从强而有力的宫缩开始到宫颈管消失、宫颈扩张，直至胎宝宝脱离母体为止。产程长短取决于诸多因素，如胎宝宝大小、准妈妈是否有过阴道分娩史、准妈妈年龄等。有的准妈妈在宫缩增强后开始分娩，有的准妈妈宫缩较弱，几小时后才增强，也有的准妈妈在破水后才进入分娩状态。

一般来说，虽然有个体差异，但分娩一般可分为三个产程。第一产程最长，为10～12小时；第二产程大多1～2小时；第三产程最短，多数准妈妈在10～30分钟内结束。

·第一产程（或宫颈扩张期）

第一产程是从正规宫缩开始算起至子宫口完全张开的阶段。

第一产程的主要变化是在子宫收缩的作用下，宫颈口逐渐开大，最后开大到直径10厘米左右，以保证胎头通过。这一时期开始的标志是，每间隔10分钟左右出现的规律性子宫收缩，以后稳定为每2～3分钟收缩一次，每次持续1分钟左右。当宫颈口扩大到最大限度时，第一产程宣告结束，这时由于子宫口附近的胎膜和子宫壁分离，常有血性分泌物从阴道排出，胎膜也往往破裂，流出约50毫升温暖而清亮的液体，称为“破水”。

·第二产程（或胎儿娩出期）

第二产程是从宫颈开大到10厘米至准妈妈把胎宝宝娩出的阶段。

这一阶段准妈妈有一种急迫感，迫使向下用力使胎宝宝娩出阴道。它持续30～45分钟，但也可达2～3小时。当胎先露压迫骨盆底部时，准妈妈有排便的感觉，反射性屏气并向下用力，每次宫缩可用力2～3次，胎宝宝娩出后又有少量血液及羊水涌出。

·第三产程（或胎盘娩出期）

第三产程是从胎宝宝出生后到胎盘娩出阴道为止的阶段。

胎宝宝娩出后，宫缩暂停几分钟后又恢复，迫使胎盘从子宫壁分开剥离下来。一般在胎宝宝娩出后10～30分钟内，胎盘自子宫娩出，同时有少量出血。

准妈妈要配合好生产

在分娩过程中，子宫要一阵阵收缩，宫口才能一点一点地张开，宝宝才能生下来，这就需要一定的时间，也需要准妈妈配合好才能顺利生产。在这段时间里，准妈妈产道产生的阻力和子宫收缩帮助胎宝宝前进的动力相互作用，给准妈妈带来一些不适，这是十分自然的现象。可是，有些准妈妈过于害怕、紧张和着急，从而造成产程的延长及滞产，后果是十分可怕的。因此，准妈妈仅仅有了充分的心理准备还不够，还必须在了解产程的基础上积极配合医生，帮助胎宝宝顺利娩出。

• 放松心情调整呼吸

第一产程每间隔10分钟左右出现规律性的子宫收缩，以后稳定为每2～3分钟收缩1次，每次持续1分钟左右。在这一阶段中，由于子宫收缩与宫颈扩张将导致不同程度的阵发性腹痛，所以准妈妈可能因过分紧张而大喊大叫或用力屏气。其实这样做是无济于事的，其结果只能引起疼痛，并妨碍宫颈扩张，使产程延长，而且还将消耗准妈妈的体力，影响生产时的用力。

准妈妈在这期间要保持镇静和放松，顺其自然，可采取侧卧位使全身肌肉放松，在每次宫缩开始时做深呼吸，之后随着宫缩的节奏转入浅呼吸，宫缩过去后慢慢吸气，然后深呼吸，并用力收缩腹部。

• 坚持不懈再加把劲

第二产程的持续时间比较短，初产准妈妈为1～2小时，经产准妈妈只需0.5～1小时。这一时期，准妈妈应主动用力，参与子宫的工作，帮助胎宝宝穿过障碍，来到人间。

准妈妈在宫缩到来前要深呼吸，宫缩发生时闭住嘴深吸气，之后屏住呼吸，同时用力收缩腹肌，像解大便那样向下使劲用力，帮助胎宝宝向前推进。在每一次宫缩的间歇，准妈妈要抓紧时间放松肌肉，积蓄力量，为下次宫缩做好准备。在胎头娩出的一瞬间，准妈妈可以听从助产士的吩咐不再用力，以免撕裂会阴。准妈妈经过一次又一次不懈的努力，将迎来新生儿的降临。伴随着新生儿落地时响亮的哭声，第二产程结束。

• 稍作调整坚持到底

第三产程是胎盘排出期。在胎宝宝娩出后，子宫又一次收缩，使胎盘从子宫壁上剥落下来，随之娩出体外，至此，分娩彻底结束。

•保证足够的营养

到了妊娠第10个月，准妈妈即将迎来宝宝的诞生，这时候保证足够的营养，不仅可以供应胎宝宝生长发育的需要，还可以满足自身子宫和乳房增大、血容量增多以及其他内脏器官变化的额外需求。如果营养不足，不仅所生的婴儿比较小，而且准妈妈自身也容易发生贫血、骨质软化等营养不良症，这些病症会直接影响临产时的正常子宫收缩，导致难产。

准妈妈这时要坚持少吃多餐，一定要增加进餐的次数，而且吃一些容易消化的食物，尤其是越接近临产，就越应多吃含铁质的蔬菜，如菠菜、紫菜、芹菜、海带、黑木耳等。

为避免胎宝宝过大，在妊娠的最后一个月，准妈妈还应减少食用脂肪和糖类食物。

•分娩期及时进食

准妈妈在分娩期由于受到阵痛的干扰和体力的消耗，所以需要适当补充食物。

第一产程的阵痛会打乱准妈妈的正常饮食节奏，大部分准妈妈食欲较差，有的准妈妈还会因为恐惧和频繁的阵痛出现呕吐。但无论如何，准妈妈都要坚持定时进食，避免胃中排空时间过长，造成胃酸过多；同时，按时进食还能及时补充营养，恢复体力，有助于接下来的用力。

由于第二产程需要准妈妈腹肌、四肢乃至全身用力，所以准妈妈需要消耗大量的体力，会感到口渴和极度疲劳。在宫缩的间隙，家人可以给准妈妈及时补充一些水分和高热量的食物，比如巧克力。

第三产程会让准妈妈感到相对轻松，但经过这么长时间的体力消耗，准妈妈往往已经筋疲力尽，这时大部分准妈妈会感到饥饿。家人可以为准妈妈准备一些补充营养和体力的易消化的食物，如鸡蛋、挂面、营养粥等。

PART 11

产后第42天：新妈妈和宝宝都要回医院检查

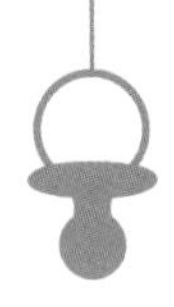

这时，你和宝宝是怎样的状态

产后妈妈身体发生了大变化

·生殖器官的变化

子宫 产后变化最大的是子宫。随着胎宝宝及胎盘的娩出，子宫开始收缩、复旧，主要表现为子宫肌纤维恢复和子宫内膜再生。4周后，子宫恢复到正常大小，重50～70克；子宫完全恢复到原来的大小，需要6～8周。子宫的缩小，主要是肌细胞体积的缩小而不是数目的减少。

子宫内膜 产后，残留的蜕膜开始分化成两层，表层会坏死，随恶露排出；底蜕膜则为重建子宫内膜的来源，在产后第3周左右，除了胎盘所在处以外，宫腔表面完全由新生内膜覆盖，胎盘所在部位完全重建在产后6周。

子宫颈 分娩后，子宫颈呈现松弛、充血、水肿状态，随后子宫颈腺体增生也渐渐退化，约4周可恢复到未怀孕前状态。由于分娩挫伤，子宫颈会由未产时的圆形变成横裂口。

阴道及会阴 生产时阴道会较为松弛、宽阔，产后妈妈的阴道腔逐渐缩小，阴道壁肌张力逐渐恢复；分娩过程中胎儿在通过阴道时造成局部肿胀和小的撕裂，需要1周左右的时间就能恢复；产后约3周，黏膜皱襞重新出现，但达不到原先的紧张度。整个恢复过程约需6周，但阴道一般不能完全恢复到未生产前的原状，要比怀孕前松弛。

输卵管 产后输卵管内细胞数目及体积都减少，需6～8周才能恢复到未怀孕时的构造。

卵巢 产褥期一般不排卵，未哺乳的妈妈一般在产后6～8周才会排卵，最早则在产后6周排卵；而哺乳的妈妈，何时排卵、何时来月经则取决于其哺乳时间的长短，一般在28周左右才排卵。此外，产后第一次月经来临，通常是不排卵的。

盆底组织 分娩后，盆底肌及筋膜因分娩过度拉伸使弹性减弱，且常伴有肌纤维部分撕裂。

·心脏血管系统的变化

产后因胎盘消失及周边组织间液回到血管，促使多余的液体回到循环中，产后短时间内心输出量很高，随后心输出量降至生产前的40%，2～3周可恢复到未怀孕时的状态。

·泌尿系统的变化

怀孕时导致的肾盂、输尿管的扩张在产后2～8周逐渐恢复正常，由于孕期准妈妈的体内滞留了大量水分，所以产褥初期尿量明显增多。

·消化系统的变化

产后，肠道的正常蠕动会逐渐恢复，约2周后，胃肠道的蠕动就可以恢复正常。但由于产后妈妈大多躺在床上，加上腹部肌肉松弛，肠蠕动弱而慢，产后最初几天，新妈妈几乎都有便秘的困扰。所以，产后要适当活动，除蛋白质外，还应注意多吃蔬菜、水果，如遇到排便不顺的情况可适当给予软便剂。

·乳房的变化

一般来说，产后第2～4天乳房开始充血、鼓胀、发硬、压痛，随之有灰白色或淡黄色的乳汁分泌，这是初乳。初乳一般在产后第二天开始排出，可持续5天左右。初乳中含有大量蛋白质、矿物质及免疫球蛋白，也有少量糖和脂肪，可使婴儿获得对某些传染病的抵抗力，应尽可能地让宝宝充分吸吮，不要因为这时妈妈的奶量不多而放弃母乳喂养；数日后乳汁变为白色，脂肪含量增多、变稠，称为成熟乳。

乳汁的多少与乳腺的发育、妈妈的身体状况及情绪有关。产后妈妈要注意摄取充分的营养，保证充足的睡眠，保持愉快情绪，增加宝宝吸吮妈妈乳头的频率，适当地按摩乳房等，都将有利于乳汁的分泌。

此外，有的妈妈产后在腋窝下可以摸到硬块，挤压时可见少许乳汁，这是副乳腺，一般在产后可自行消退。

新生宝宝皮肤红润，哭声响亮

宝宝从出生后脐带结扎开始到满28天这一段时间称为新生儿期，这一时期的宝宝统称为新生儿。

正常新生宝宝指胎龄满37周；体重2500克以上，通常约3000克；身长47厘米以上，平均约50厘米；无任何畸形和疾病、各器官功能已相当成熟的活产新生儿。

正常新生宝宝有如下外貌特点：皮肤红润，胎毛少，肩背部残余少量胎毛，头发粗，耳郭软骨发育良好；可见乳头及乳晕，乳房可摸到结节；指（趾）甲超过指（趾）端；四肢活动有力，有一定肌张力，呈屈曲状态；足底有较深的足纹；男婴睾丸下降至阴囊，女婴大阴唇盖住小阴唇；呼吸有规律，哭声响亮。头部相对较大，约为身长的1/4，头围为33～34厘米，前囟尚开放，可通过触摸辨认骨缝。

刚出生的新生宝宝并不都一样，胎龄（在胎内的时间）有长有短，体重有轻有重。新生宝宝的分类方法有许多种，最常用的是依据胎龄和体重分类。

· 按胎龄分类

足月儿 指胎龄满37周（即259天）至42周（即293天）的新生宝宝。足月儿出生体重绝大多数为2500～4000克，平均为3200克，各器官、系统发育基本成熟，对外界环境适应能力较强。

早产儿 胎龄满28周但不满37周的新生宝宝，不管体重多少，都称为早产儿。早产宝宝由于各器官、系统未完全发育成熟，对外界环境适应能力差，各种并发症多。

过期产儿 胎龄满42周以上的新生儿。过期产儿并不一定比足月儿发育得更成熟，一部分过期产儿是由于母亲或胎宝宝患某种疾病造成的。

·按出生体重分类

低体重儿 出生体重不到2500克的新生儿，统称低体重儿。低体重宝宝大部分为早产儿，部分为过期产儿。

正常体重儿 出生体重在2500～4000克的新生儿，称为正常体重儿。

巨大儿 出生体重超过4000克的新生儿，称巨大儿。胎儿在母体内获得了良好的营养，就出现了体重越来越重的巨大儿。但部分巨大儿是由于准妈妈或胎宝宝患某些疾病所致，如准妈妈患妊娠糖尿病、胎宝宝有Rh溶血病等。

初生时宝宝体格发育指标

男宝宝	
身长	46.8～53.6厘米，平均50.2厘米
体重	2.5～4.0千克，平均3.2千克
头围	31.8～36.3厘米，平均33.9厘米
胸围	29.3～35.3厘米，平均32.3厘米

女宝宝	
身长	46.4～52.8厘米，平均49.6厘米
体重	2.4～3.8千克，平均3.1千克
头围	30.9～36.1厘米，平均33.5厘米
胸围	29.4～35.0厘米，平均32.2厘米

满月时宝宝体格发育指标

男宝宝	
身长	51.9～61.1厘米，平均56.5厘米
体重	3.7～6.1千克，平均4.9千克
头围	35.4～40.2厘米，平均37.8厘米
胸围	33.7～40.9厘米，平均37.3厘米

女宝宝	
身长	51.2～60.9厘米，平均55.8厘米
体重	3.5～5.7千克，平均4.6千克
头围	34.7～39.5厘米，平均37.1厘米
胸围	32.9～40.1厘米，平均36.5厘米

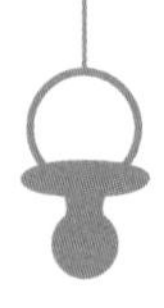

产后妈妈和新生儿必做的常规检查

产后42天体检时，医生会询问新妈妈一些问题，并进行各项检查，可以确定产后的恢复状况，如是否出现乳房、子宫、附件和阴道等部位的感染，以及产后心理、情绪状况是否正常等。产后检查还能及时发现产后妈妈的多种疾病，及时避免对宝宝健康造成的伤害，同时还能获得产后营养及避孕指导。

一般检查

一般检查主要包括身体基本状况的检查，如测血压，测量体重，检查血常规、尿常规等，了解哺乳情况。

如果发现体重增加过快，就应适当调整饮食，减少主食和糖类，增加含蛋白质和维生素较丰富的食物，同时应该坚持锻炼。体重较产前偏低的则应加强营养；其次是测血压，如果血压尚未恢复正常，应该及时查明原因，对症治疗。

如果血常规、尿常规检查有异常，就需要有针对性地进行B超检查、阴道分泌物检查、外科检查、心电图检查等。

对于患有肝病、心脏病、肾炎的新妈妈，应该到内科检查；对于怀孕期间有妊娠高血压综合征的新妈妈，则需要检查血和尿是否正常，检查血压是否正常，如有异常应积极治疗，以防转为慢性高血压。另外，对于产后无奶或奶少的新妈妈，应请医生进行饮食指导，或给予食物、药物治疗。

妇科检查

妇科检查主要是对产后妈妈身体和生理恢复的检查，主要检查外阴、阴道、伤口愈合情况；检查盆腔器官，看子宫是否恢复正常、阴道分泌物的量和颜色是否正常、子宫颈有无糜烂；检查内生殖器，即会阴和阴道的裂伤或缝合口是否愈合和已恢复情况等。

新生宝宝阿普加评分

	0分	1分	2分
皮肤颜色	青紫或苍白	身体红，四肢青紫	全身红
心率（次/分）	无	<100	>100
对刺激的反应	无	有些动作，如皱眉	哭，喷嚏
肌肉张力	松弛	四肢略屈曲	四肢能活动
呼吸状况	无	慢，不规则	正常，哭声响

通常，在新生宝宝出生后需立即（1分钟内）评估一次，5分钟再评估一次。必要时10分钟、1小时再各做一次重复评估。如果1分钟内评分为8分或是8分以上则是正常的新生宝宝，约90%的新生宝宝为这种情况；如果1分钟内评分为4～7分为轻度窒息，0～3分为重度窒息。

新生宝宝阿普加评分标准

分值	评估
10分	属正常新生儿
7～9分	需要进行一般处理
4～7分	缺氧较严重，需要清理呼吸道，进行人工呼吸、吸氧、用药等措施才能恢复
4分以下	缺氧严重，需要紧急抢救，行喉镜在直视下气管内插管并给氧

新生儿检查

新生儿检查主要是对婴儿进行身体发育、健康情况和营养状况的检查，并建立婴幼儿健康档案。比如观察婴儿面色、精神、吸吮等情况，了解营养、发育状况，进行体格检查等。

新生儿检查项目包括：测量身长和体重的全身体格检查、心肺功能检查、脐部的愈合情况、营养状况和智力发育等。同时，根据是采用母乳喂养、人工喂养还是混合喂养等具体情况，确定是否需要补充维生素或其他营养成分。

阿普加评分

宝宝出生后，医生会用阿普加评分来衡量宝宝的健康状况。这一评分法主要用于对新生宝宝窒息程度的判断。窒息即缺氧，是一种非常紧急的状态，该方法有助于医生确定宝宝是否已经做好了迎接外部世界的准备，还能为小宝宝今后神经系统的发育提供一定的预测性。如果宝宝出现窒息，需要立即抢救。

新生宝宝阿普加评分从皮肤颜色、心率（脉搏）、对刺激的反应（导管插鼻或拍打脚底）、肌肉张力和呼吸状况这五个方面进行评价，分别用0、1、2分来表示，五项总分最高为10分。

专家教你看懂产检报告单

恶露不绝

妇科检查血性恶露淋漓不断提示可能恶露不绝

准妈妈分娩后，子宫组织破裂脱落时会有分泌物排出，与量多的经血相似，称为恶露。这种现象在产后可持续2～4周。

恶露按阶段可分为以下几种。

血性恶露 分娩后2～4天分泌出。量最多，含有血、小血块和蜕膜碎片，呈红色，像平时的经血，以后颜色逐渐变淡。

浆液性恶露（褐色恶露） 分娩后5～8天分泌出。因为分泌物变得比较稀薄，恶露颜色变浅，呈粉红色或褐色，说明子宫出血减少。

白色恶露 分娩2周左右分泌出，含有大量白细胞，恶露呈黄白色，以后颜色越来越浅，接近白色，恶露量也越来越少，持续3周后干净。

正常恶露有血腥味，但不臭。每位产后妈妈的恶露量不尽相同，平均总量为250～500毫升；血性恶露、浆液性恶露及白色恶露的划分也非绝对，三者之间有过渡状态。

一般而言，顺产的产后妈妈需要等待恶露自行排出，因此排出的时间为10～20天；而剖宫产的产后妈妈，由于在生产后医生即会帮忙清理，恶露排出的时间会缩短许多。

中医将产后恶露持续20天以上仍淋漓不断，称为恶露不绝。恶露不绝的主要症状为：下腹疼痛，用手按之疼痛加剧，痛处可触及肿块，产后恶露不绝的原因有以下几种。

宫缩不佳 因为宫缩不佳造成的恶露不绝的特点是：恶露排出时间延长，量少，无臭味，无明显不适。如果产后妈妈平素身体虚弱，分娩过程中耗伤太过，或者产后未能很好休息，都可能导致宫缩不佳，子宫恢复时间延长，从而使恶露排出时间拉长。

妊娠组织残留 特点是出血量时多时少，内夹血块，可伴有阵阵腹痛。做过人流、生育了多个宝宝、生殖道感染、子宫畸形等情况的产后妈妈较易发生这种现象。

宫腔感染 特点是恶露有臭味，腹部有压痛，可伴有发热。经过分娩，新妈妈元气受损，宫口由开放状态逐渐复原，如果护理不慎，病原体很容易乘虚而入，引发宫腔感染。

子宫复旧不全

B超检查，显示子宫较大且子宫腔内有残留胎盘或残留胎膜影像，提示可能子宫复旧不全

生产后当胎盘娩出子宫时，子宫会立刻收缩，以减少胎盘剥离后的出血，子宫底的高度会随着产后的天数而发生改变。生产后，子宫底高度降于脐平或脐下一指；产后第二天会稍高于脐；以后每日下降约一指宽度；约2周后，子宫即下降至骨盆腔，从腹部无法摸到；大约6周后，子宫即恢复至怀孕前大小。

子宫复旧不全的表现是：产后6周，子宫仍然大而软，并有压痛，说明子宫复旧不全。

子宫复旧不全时，血性恶露持续时间延长至7～10天，甚至更长。若病因为胎盘残留，则血性恶露持续时间长，而且血量也明显增多，此时恶露常混浊或伴有臭味。有时能见到坏死的残留胎盘组织和（或）胎膜组织随恶露一起排出。

在血性恶露停止后，若有脓性分泌物流出，提示伴有子宫内膜炎。患者在此期间常有腰痛及下腹部坠胀感，但也有少数患者血性恶露量极少，而主要是下腹部出现剧烈疼痛。若是因子宫内膜炎、子宫肌炎或盆腔感染所致的子宫复旧不全，子宫压痛更明显，甚至附件区也有不同程度的压痛。

外阴炎

妇科常规检查，结合阴道分泌物实验室检查呈炎性反应，提示可能有外阴炎

由于外阴部在生理上位置特殊——前面是尿道，后面是肛门，中间是阴道，所以局部皮肤常被尿液、阴道分泌物浸渍，特别容易污染；加上产后分泌恶露和抵抗力下降，局部皮肤容易受卫生巾摩擦损伤，引起细菌感染而发生炎症。

发生急性外阴炎时，外阴局部皮肤会出现红肿热痛，严重时还可引起发热、淋巴结肿大。如果急性外阴炎未及时治疗，就会转为慢性炎症，引起局部皮肤粗糙，产生外阴瘙痒，造成日常生活的不适。

要预防产后外阴炎的发生，必须经常保持外阴皮肤的清洁，大小便后应由前向后用纸擦净，大便后最好用水冲洗外阴；恶露未净时应勤换卫生巾，勤换内裤。

如果已经患上外阴炎，饮食要清淡，忌吃辛辣味重等刺激性食物；如果发现外阴局部有红色小点，可在局部涂擦2%碘酒或局部热敷；病情严重时，要及时去医院治疗。

急性乳腺炎

外科检查乳房疼痛脓肿，可有结块，并伴有全身不适或发热现象，提示可能患急性乳腺炎

急性乳腺炎是产褥期常见的疾病，是乳房的急性化脓性感染，尤以初产妈妈为多见，常发生于产后3～4周的哺乳期妈妈，故又称为哺乳期乳腺炎。

急性乳腺炎的症状：急性乳腺炎在开始时患侧乳房胀满、疼痛，哺乳时尤甚，乳汁分泌不畅，有或无乳房结块；随着炎症加剧，局部乳房变硬，肿块逐渐增大。此时可伴有明显的全身症状，如高热、寒战、全身无力、大便干燥等。常在 4～5日内形成脓肿，可出现乳房搏动性疼痛，局部皮肤红肿、透亮。

产后妈妈发生急性乳腺炎的原因，除了抵抗力下降外，主要是因为乳汁淤积和细菌感染所致。初产妈妈由于乳头皮肤娇嫩，耐受不了婴儿吸奶时对乳头的来回牵拉、摩擦及刺激，易造成乳头皮肤损伤，形成裂口。乳头裂口后，哺乳时会引起乳头痛，所以往往因疼痛而缩短喂哺时间，甚至不让婴儿吸奶，使乳汁淤积在乳腺内，以致乳汁在乳腺内逐渐分解，乳汁分解后的产物最适合细菌的生长。此时，若外面的化脓性细菌从乳头裂口侵入，便会在乳腺内大量繁殖，从而引发急性乳腺炎。

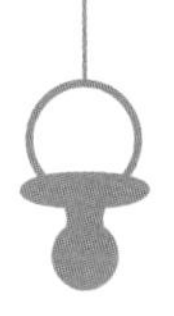

本月妈妈可能想知道的事情

恶露不绝重在养护

·恶露不下需要保暖治疗

分娩时，如果准妈妈受凉，或食用了生冷食物，或者劳累过度、忧悲过极等，都会出现产后恶露凝滞、小腹胀痛、恶露不绝症状。

对恶露不绝症，一般可采取热熨、食物疗法以及辅助保暖进行治疗。

对于因寒凉所致的恶露不绝，可选艾叶、陈皮、柚子皮、生姜、小茴香、桂皮、花椒、葱、川芎、红花、乳香中的2～3味炒热或蒸热，用纱布包扎，外熨痛处，若药中再加少量白酒，其效果更好；也可以多吃活血散寒的醪糟蛋，通阳下恶露；或用鲤鱼煮醪糟，并将30克当归煮熟，去渣取汁和鲤鱼同煮熟食用，一剂料分两天服完。此外，还要注意卧室保暖，防止风寒外袭。

对于因肝气郁结、血凝气滞所致的恶露不绝，可用陈皮、生姜、小茴香、柚子皮、花椒、葱、乳香中的1～2味，炒热包熨下腹；也可以用薄荷6克、生姜数片，泡开水当茶饮；此外，还要保持精神愉快，避免各种影响情绪的不良因素。

经调理治疗仍不见好转者，应及时去医院诊治。

·预防感染为主

一般的恶露不会有恶臭，如果恶露有异味，并发现较大凝块，或伴有腹痛、发热症状，提示可能发生了感染，要及时诊治。

预防感染的最好方法就是注意卫生。因此，处理恶露前要先洗手，同时要用消毒纸或药棉由阴道向肛门方向擦拭消毒，阴道或会阴有伤口应特别注意不要擦拭伤口处；卫生巾或药棉不可重复使用，每次使用过后必须换新的，可以使用医用药棉；勤换卫生巾和内衣、内裤，保持会阴部的清洁，避免阴道、子宫感染。

会阴愈合期需要护理

·盆浴治疗预防感染

如果在分娩时会阴部有了伤口要注意护理。在产后的头几天恶露量较多，如果不注意清洁，容易造成会阴部伤口感染。

预防感染的最好办法就是注意清洁。产后妈妈应选用消毒过的卫生垫，并经常更换；大小便后要用清水清洗外阴，以保持伤口的清洁干燥；洗后用棉签或纱布轻轻拭干伤口，必要时可用棉签将预防感染的药膏由前往后涂于伤口上，再垫上干净的卫生巾；伤口愈合情况不佳时，要坚持坐浴治疗，坐浴的药液可选用无刺激性且疗效较好的纯中药制剂或1∶5000的高锰酸钾溶液，每天1～2次，持续2～3周，以促进伤口愈合。此外，要注意睡觉体位对伤口的影响，如果伤口在左侧，应当向右侧睡；如果伤口在右侧就应向左侧睡。一般来说，会阴伤口的完全愈合需要6～8周，而会阴伤口内的缝线需要更长的时间才会被完全吸收。

·避开伤口减轻疼痛

经阴道的自然分娩常常造成会阴部受伤，其疼痛程度与裂伤大小、范围，以及有无并发血肿、感染有关，一般伤口疼痛在分娩后24小时内最严重，剖宫产的伤口疼痛一般比自然分娩要厉害。大多数情况下只要采取不直接压迫伤口的姿势坐卧，并适当服用止痛药或注射止痛剂就可以帮助止痛。比如尽量侧卧不要坐得过久，排尿时身体向前倾或是采取半蹲的方式，都可以避免过度的疼痛。

对于肿痛较严重者，可以先使用冰袋敷，然后再用热敷或药水坐浴来进行治疗。如果并发伤口血肿、瘀青，就要进行手术止血和引流了。如果伤口并发感染，就必须加用抗生素进行治疗，并保持伤口干燥或重新缝合裂开的伤口。

附录：月子期每日营养食谱推荐

第一周	day1	day2	day3	day4	day5	day6	day7
早餐	藕粉	奶黄包	蒸蛋羹	小包子	南瓜馒头	香菇鲜肉包	什锦鸡蛋面
		松子粥	红枣粥	小米粥	红豆山药粥	牛奶	香拌金针菇
加餐		四神汤	山楂红糖水	排骨冬瓜汤	鲫鱼汤	麻油腰花汤	猪蹄花生汤
午餐	小米粥	五更饭	大米饭	大米饭	二米饭	五谷饭	黑米饭
		火腿烩杂菇	黑木耳腰花汤	山药胡萝卜玉米竹荪汤	竹荪莲子猪心汤	山药鲜藕排骨	核桃煲猪肚
		麻油猪肝汤	清炒时蔬	豆腐渣肉丸子	番茄牛腩	西芹百合	鲫鱼汤
加餐		红豆汤	香蕉奶昔	红豆山药羹	菠菜猪肝汤	糯米黑豆粥	鲜奶炖木瓜
晚餐	虾皮鸡蛋羹	枸杞蒸蛋	银丝卷	花生馒头	芝麻花卷	什锦肉卷	金丝卷
		花生紫米粥	彩椒枸杞炒甜豆	蘑菇炒肉丝	清炒苋菜	西红柿炒鸡蛋	薏米红豆粥
		清炒菠菜	奇异粥	紫薯南瓜粥	鱼丸清汤面	二米粥	清炒笋丝
加餐							
第二周	day8	day9	day10	day11	day12	day13	day14
早餐	豆腐花卷	蛋炒饭	麻酱小花卷	蒸蛋羹	三明治	紫薯包	香菇青菜包
	黑芝麻豆浆	牛奶	山药蛋花汤	八宝粥	牛奶	小米粥	紫薯南瓜粥
加餐	苹果汁	桑葚汁	银耳百合梨汤	红枣粥	南瓜羹	鲫鱼汤	鲜奶香蕉汁
午餐	五谷饭	荷香鸡米饭	银丝卷	大米饭	黑米饭	桂花饭	大米饭
	红枣鱼汤	红枣鱼汤	黑木耳豆腐奶白菜	山药胡萝卜黑木耳	西红柿炒鸡蛋	海带炖肉	清炒西蓝花
	番茄虾球	南瓜粉蒸排骨	通草枸杞鲈鱼汤	小白菜肉丸汤	乌鸡汤	鸭肉山药胡萝卜汤	羊肉冬瓜汤
加餐	若米粥	枸杞黑木耳鱼汤	胡萝卜苹果汁	鲫鱼汤	鲜奶炖木瓜	安神粥	葡萄汁
晚餐	花生馒头	蛋炒饭	紫米饭	山药五谷饭	枣花卷	二米饭	番茄肉酱面
	木耳烧豆腐	鸭肉山药胡萝卜汤	虾仁炒丝瓜	西红柿炒茄子	蘑菇炒青菜	红烧豆腐	清炒菠菜
	黑木耳牛蒡排骨汤	红烧鸡翅	猪蹄莲藕汤	番茄鱼片汤	紫菜蛋花汤	麻油猪心汤	西红柿鸡蛋汤
加餐	红枣山药粥	糯米核桃粥	银耳红豆羹	黑芝麻糊	五谷豆浆	香蕉汁	桂圆粥

第三周	day15	day16	day17	day18	day19	day20	day21
早餐	素馅小包子	麻酱花卷	红枣糕	奶黄包	三明治	小米粥	奶香馒头
	茶叶蛋	银耳莲子糯米粥	莲子瘦肉粥	菠菜猪肝汤	牛奶	小餐包	红枣乌鸡汤
加餐	可根据自己喜好，添加催乳食品及各类营养健康食物，若无饥饿感可不添加						
午餐	香菇卤肉饭	黑米饭	大米饭	大米饭	二米饭	薏仁红豆饭	五谷杂粮饭
	麻油鸡汤	干煎带鱼	五香鸡腿	青椒牛肉片	酱猪蹄	鳕鱼炒时蔬	虾仁木瓜
	素拌蔬菜丝	五彩鸡肉丁	香菇胡萝卜鲫鱼汤	紫菜蛋花汤	蘑菇冬瓜汤	猪蹄芸豆通草汤	银耳桂圆乌鸡汤
加餐	红枣党参桂圆茶	百合山药南瓜羹	牛奶	小米粥	乌鸡汤	小窝头	胡萝卜番茄汁
晚餐	黑米饭	芝麻花卷	银丝卷	奶香包	紫米饭	山药小馒头	大米饭
	莴笋胡萝卜	腐竹芹菜	茭白肉丝	油菜烧板栗	素炒西蓝花	糖醋排骨	牛肉炒丝瓜
	疙瘩汤	莲藕枸杞瘦肉汤	海带豆腐汤	香菇瘦肉汤	桂圆莲子乌鸡汤	紫菜蛋花汤	木瓜排骨汤
加餐	可根据自己喜好，添加催乳食品及各类营养健康食物，若无饥饿感可不添加						
第四周	day22	day23	day24	day25	day26	day27	day28
早餐	奶黄包	香菇包子	三明治	芝麻花卷	蒸蛋羹	素馅小包子	红枣糕
	藕粉	紫菜粥	牛奶	花生豆浆	八宝粥	茶叶蛋	热汤面
加餐	可根据自己喜好，添加催乳食品及各类营养健康食物，若无饥饿感可不添加						
午餐	紫米油饭	五谷杂粮饭	大米饭	二米饭	大米饭	糙米饭	麻油鸡丁面
	白灼芥蓝	酱焖牛肉	油菜心香菇胡萝卜	香菇木耳蒸鲈鱼	五彩冬瓜	青椒牛肉片	田园青菜
	香菇炖乳鸽	西红柿鸡蛋汤	花生猪蹄汤	海带汤	干贝鲫鱼汤	红莲子核桃煲猪瘦肉	黄豆猪蹄汤
加餐	黑豆红枣茶	补血杏菇汤	鲜奶炖木瓜	黑芝麻糊	糯米核桃粥	香蕉汁	山药炖腰果
晚餐	葱花饼	紫米饭	黄豆糙米饭	银丝卷	蔬菜米饭	葱花火腿蛋饼	二米饭
	清炒丝瓜	五花肉白菜	香菇黄豆木耳蒸鸡	山药木耳炒南瓜	杂菌炒丝瓜	香菇肉片	金针菇牛肉
	木瓜排骨汤	清炖牛腩汤	海带豆腐汤	干贝排骨汤	黑木耳腰花汤	花生木耳养血汤	紫菜蛋花汤
加餐	可根据自己喜好，添加催乳食品及各类营养健康食物，若无饥饿感可不添加						

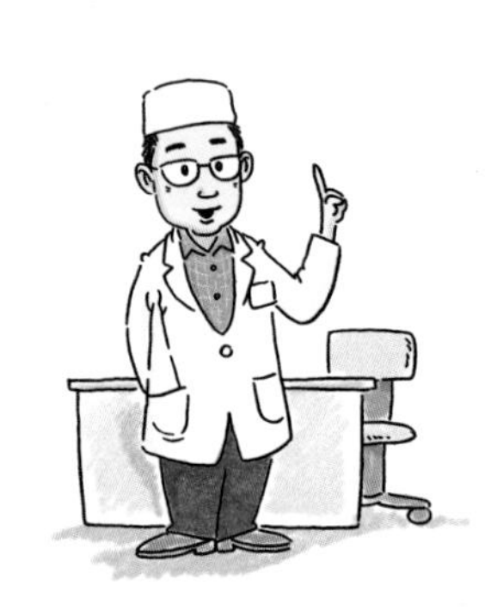

产检，听医生怎么说

封面设计 段 瑶
插图绘制 赵 珍
图片提供 郑州传泽卡通